AF613888

PATHOLOGIE MORALE

INFLUENCE DES AFFECTIONS ORGANIQUES
SUR LA RAISON

OU

PATHOLOGIE
MORALE

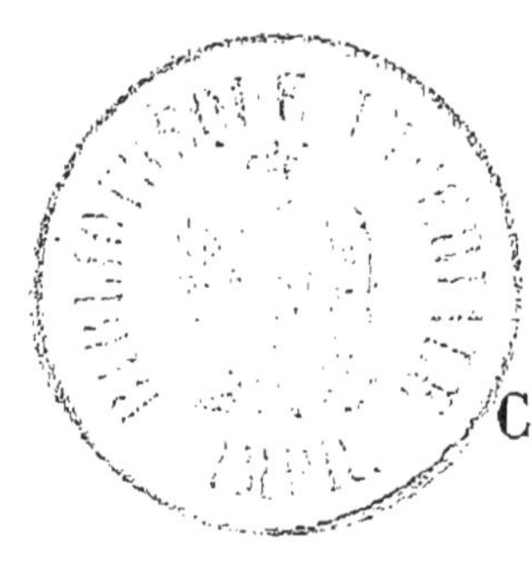

PAR

CLÉMENT OLLIVIER

DOCTEUR EN MÉDECINE

CHEVALIER DE L'ORDRE IMPÉRIAL DE LA LÉGION D'HONNEUR
MEMBRE DE L'ACADÉMIE ROYALE DE MÉDECINE ET DE CHIRURGIE DE BARCELONE
ETC., ETC., ETC.

In corpore sano mens sana.
ἀνθρώπου ψυχὴ φύεται μέχρι θανάτου
(*Épid.* 6, sect. 5, No 5. — HIPP.)

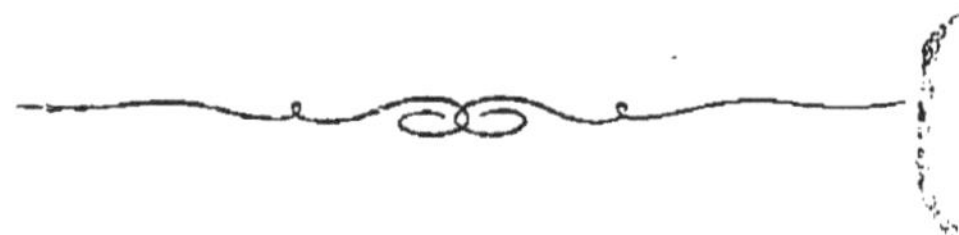

PARIS
Chez GERMER BAILLIÈRE
rue de l'École-de-Médecine, 17

TOURS
Chez GUILLAND-VERGER
rue Royale, 43

IMPRIMERIE LADEVÈZE, TOURS

1867

PRÉFACE

En écrivant ce livre mon but principal a été de démontrer l'influence qu'exercent sur la raison les affections de certains organes qui, dépourvus des nerfs intellectuels, ne sont soumis qu'aux nerfs ganglionnaires. J'ai donc été forcément amené à décrire les deux vies chez l'homme: c'est-à-dire la vie intellectuelle gouvernée par les nerfs encéphaliques, et la vie instinctive gouvernée par les nerfs ganglionnaires.

Aucune occasion ne pouvait se présenter plus favorable pour démontrer l'existence de l'âme et son indépendance du principe vital, puisqu'il s'agissait de prouver que dans l'homme il existe des instruments organiques à son usage, et parfaitement distincts de ceux à l'usage des appétences instinctives.

C'est ainsi que j'ai été également conduit à démontrer que les passions ne sont point des entités localisées dans le cerveau, mais bien des appétits exagérés des organes.

J'ai, en un mot, fait dans la description de l'homme la part de l'instinct et celle de l'intelligence, ayant à leur service chacun un ordre de nerfs parfaitement distinct.

J'ai donc eu raison de dire que personne mieux que le médecin n'est à même de traiter les questions qui tendent à relever le spiritualisme sur les ruines du matérialisme ; puisqu'il a à son service les secours de la physiologie, qui lui permet de prouver, en quelque sorte, matériellement ce que la philosophie ne peut avancer que par induction.

En voulant démontrer l'influence des affections organiques sur la raison, j'ai été forcé d'aborder certaines descriptions physiologiques qui interdiraient peut-être mon livre à la jeunesse, s'il n'était déjà par la nature même de son sujet destiné à n'être lu que par des hommes sérieux.

Je crois avoir prouvé physiologiquement, et d'une manière irrécusable, l'influence des affections organiques sur la volonté, en démontrant la perversion instinctive qui peut résulter de l'excitation des organes par la maladie, en raison des désordres qui surviennent alors dans leur jeu physiologique.

Mon livre peut donc démontrer jusqu'où peut aller l'excusabilité dans les actes de la vie. J'ai du reste réuni tous les documents fournis par les auteurs les plus remarquables sur ce sujet : Brière de Boismont, Legrand du Saule, etc.

Craignant d'avoir avancé quelque assertion contraire à l'orthodoxie catholique, j'ai prié Monseigneur Dupanloup de vouloir bien prendre connaissance de mon manuscrit : rien ne peut être plus indulgent et plus gracieux que la réponse de cet illustre Prélat, et son appréciation.

Enfin, je crois que mon livre peut être classé parmi les productions, un peu rares aujourd'hui, qui sont destinées à soutenir les principes fondamentaux de la morale et à détruire les bases du matérialisme.

Je crois devoir avertir que ce travail a été succinctement analysé dans la séance de l'Académie des Sciences du 26 février 1862, où il fut confié à une commission composée de MM. Rayer et Andral (ce dernier rapporteur).

PATHOLOGIE MORALE

Ubi desinit medicus
Ibi incipit metaphysicus.

I

La liberté de penser, en élargissant outre mesure le champ de la discussion, a donné lieu à des écrits qui, en sapant le dogme par sa base, enseignent la négation de tout principe, de toute société; car aucune société ne peut exister sans règlements; du moment où vous touchez à ces règlements, vous attaquez les bases mêmes de la société.

Quelques écrivains religieux effrayés des dangers d'une telle licence en ont, dans ces derniers temps, accusé le haut enseignement; je ne crois pas que ce soit là où il faudrait chercher le mal; je crois, au contraire, que c'est au milieu des vrais savants qu'il faudrait rechercher les saines doctrines. Un membre d'une société savante peut manquer de raisonnement, et en faire l'application à des faux principes, sans pour cela que la société toute entière y participe.

Les besoins de l'industrialisme, ou toute autre cause, en donnant l'idée de scinder les études et en retranchant un complément d'éducation si utile à la jeunesse studieuse, avide de connaître la vérité, ont bien pu empêcher cette jeunesse d'arriver à un résultat heureux, en surchargeant son esprit et sa mémoire de sciences qu'elle oublie trop vite au détriment de celles qui fortifient la pensée et le cœur; mais vouloir faire ressortir de là les hallucinations de quelques écrivains, et les criailleries de quelques jeunes gens égarés, c'est aller trop loin.

La jeunesse adonnée aux études sérieuses ne peut plus admettre le matérialisme, c'est une négation qui a fait son temps : les écrits sarcastiques du XVIIIe siècle ne peuvent plus avoir prise sur les esprits et le jugement. Il faut laisser dans leur isolement les quelques esprits superficiels qui font du matérialisme par défaut de logique et d'instruction.

Mais il est une classe de la société qui, quoique la plus élevée dans les sciences, puisqu'il est vrai qu'elle est tenue à fournir les épreuves de savoir, les plus nombreuses et les plus sérieuses, a toujours eu le triste privilège d'être regardée comme entachée tout entière de matérialisme. J'ai toujours regardé cette accusation comme une grossière injure faite au savoir reconnu de cette classe de la société, laquelle classe est d'autant plus calomniée qu'elle est plus utile et plus dévouée, et pourtant jamais on ne fut plus exigeant envers chacun de ses membres.

Les médecins, dans l'exercice de leur ministère n'ayant à observer que des organes malades dont ils sont appelés à rétablir le mécanisme, ont pu laisser croire à des esprits superficiels, qu'ils étaient essentiellement imbus de matérialisme. Mais ces infatiguables accusateurs du corps médical ont oublié que tout ce fatras du XVIIIe siècle n'est plus de notre temps, et que la science a fait des progrès qu'ils ignorent et qui sont dus en partie aux savants qu'ils calomnient.

En effet, Hippocrate dans les temps anciens avait déjà lui-même proclamé l'immortalité de l'âme :

ἀνθρώπου ψυχὴ φύεταί μέχρι θανάτου ; aussi, dès le commencement du XVIIIe siècle, alors même que les idées philosophiques tendaient à renverser toute croyance, nous avons vu les médecins soutenir dans leurs thèses inaugurales l'existence de l'âme et ses facultés, telles que celle-ci : *An mens sana in corpore sano?* et se révolter contre les suppositions odieuses du matérialisme; ainsi qu'il fut imputé au docteur de l'Épine pour sa thèse soutenue le 8 janvier 1733. *An a fonctionum integritate mentis sanitas?...* ce qui lui donna lieu d'exprimer de la manière la plus formelle son opinion sur l'immortalité de l'âme dans une lettre adressée au doyen de la faculté. (4 avril 1733.)

David Vasse étant président, Louis Cognier avait soutenu une thèse ainsi énoncée : *Est-ne anima corporis facultatum principium?...* (9 février 1723). Si le docteur de L'Épine fut forcé de fournir des explications sur sa thèse à la Faculté de médecine, cette faculté n'était donc pas matérialiste, puisqu'au contraire elle repoussait toute équivoque sur ce point.

Et d'ailleurs ne faut-il pas distinguer entre ces hommes légers qui à cette époque n'avaient du médecin que le nom et une morgue réprouvée par tout homme vraiment instruit, et les vrais médecins amis de la science, qui, alors comme aujourd'hui, consacraient leurs veilles à la recherche de la vérité ?

Les discussions médicales, en général, et surtout celles qui ont trait à la philosophie portent assez souvent sur des faits et des conséquences d'où ne peut jamais résulter un accord bien parfait.

En effet les médecins organiciens et les chimiâtres, selon l'expression peu avantageuse de l'illustre professeur Trousseau, admettent certainement l'existence de l'âme avec tous ses nobles attributs; mais ne tenant aucun compte de ce principe immatériel en pathologie, et le considérant comme une puissance indépendante de la vie, ils prétendent qu'il ne se mêle en rien *du pot au feu de l'économie:* cette expression triviale de M. Dolfus tendrait à prouver toute la distance qu'établissent les médecins entre le jeu organique et les nobles attributions de l'âme. N'y aurait-il pas lieu plutôt d'accuser leurs adversaires de méconnaître cette distance, et à l'exemple de Stahl, d'abaisser l'âme jusqu'aux fonctions infinies de ce jeu organique ?...

Les vitalistes, tout en analysant les phénomènes

physiologiques et même psychiques, les attribuent à un principe autre que l'âme.

Cette puissance qui dans l'homme joue un rôle secondaire, et qui pour les vitalistes serait l'âme elle-même, est le principe vital, qui anime l'homme comme tous les êtres vivants.

Cette manière de voir dégraderait assurément l'espèce humaine mais ne pourrait cependant être taxée de matérialisme.

Mais est-ce bien là le manifeste de l'école de Paris?...

1° Je crois, dit l'un de ses représentants les plus distingués, qu'il n'y a chez l'animal vivant aucune manifestation qui ne suppose un *substratum*, c'est-à-dire un tissu ou un organe.

JE SUIS DONC ORGANICIEN.

2° Je crois, comme Descartes, que chez l'homme et chez les *animaux* il y a un principe immatériel et libre, mais qui ne se mêle pas *du pot au feu de l'économie*.

JE SUIS DONC ANIMISTE.

3° Je crois que la matière vivante a des manifestations qui lui sont propres, qui n'appartiennent qu'à elles, je les appelle forces vitales.

JE SUIS DONC VITALISTE.

Si cette déclaration n'est pas orthodoxe, elle n'est pas assurément celle d'un matérialiste.

Il ne s'agit donc en pareille matière, que de s'entendre sur les facultés de l'âme et son intervention dans les phénomènes organiques.

Cette imputation de matérialisme dirigée contre l'école de Paris fait voir tout le danger de ces discussions où personne ne peut arriver à une entente cordiale. En admettant même qu'on s'entendît sur le fond, il est bien difficile que l'auditoire, en écoutant une discussion savante, comprenne la pensée intime de l'orateur ; d'ailleurs la tribune de l'Académie de médecine n'est pas celle de la Sorbonne. Le médecin est trop habitué à vivre dans le champ de la matière pour aborder avec un plein succès celui du spiritualisme dans une improvisation académique.

Et pourtant qui mieux que le médecin peut faire admirer les chefs-d'œuvre du Créateur qu'il est chaque jour appelé à constater? qui, mieux que lui, peut signaler l'agent incitateur de la matière?...

Quel est le médecin qui en présence des mystères de la génération, quel est celui qui en suivant le développement et les premiers phénomènes de la vie fœtale, méconnaîtra l'intervention de la Toute-Puissance divine?... A quelle force, à quelle puissance occultes pourrait-il rapporter le travail mystérieux qui s'opère alors dans le sein de la mère?...

Tous les physiologistes ont reconnu l'agent incitateur de la matière, ils n'ont varié que sur la manière de l'expliquer, mais quelque grandes qu'aient été les nuances qui les ont divisés, elles n'ont rien changé; le principe pour eux a toujours été le même.

Si les psychologistes se sont plus particulièrement attachés à cette partie de l'organisme qui est le plus particulièrement en rapport avec l'intelligence, les médecins, de leur côté, ont fixé principalement leur vue sur celle qui a le rapport le plus prochain avec la conservation physique ou avec la vie.

Ainsi, tandis que les psychologistes se sont appliqués surtout à étudier les phénomènes qui sont les attributs essentiels de l'intelligence, les médecins, au contraire, ont porté leur attention sur des fonctions toute différentes, comme la digestion, la respiration, la circulation, la nutrition, etc... parce que ces fonctions sont nécessaires à l'entretien de la vie.

Il y a loin de ces deux points qui partagent les hommes vraiment sérieux et amis de la science, aux prétentions des physiciens et des naturalistes qui ont considéré l'homme et les animaux sous un seul point de vue, comme objet particulier d'histoire naturelle.

Sans doute, l'homme n'a pas plus d'organes que certains animaux, et les fonctions de ces organes sont partout les mêmes; mais ces fonctions ont chacune des usages bien autrement étendus.

Ainsi, l'animal est un être qui *sent* et qui se *meut*.

L'homme est un être qui *veut* et qui *agit*.

A cela on pourra objecter l'intelligence de certains animaux; mais cette prétendue intelligence n'est que relative, et plutôt une faculté inhérente à l'espèce qui la possède, et due à un perfectionnement organique, qui dirige avec plus de soins les facultés instinctives qui tendent à la nutrition et à la conservation de l'espèce.

C'est ainsi que vous retrouvez la fidélité chez le chien ; mais cette espèce est née pour vivre dans la société de l'homme où son instinct l'attache à celui qui le nourrit, ou au chasseur qui lui fournit l'occasion de satisfaire son instinct carnassier ; toutes ses actions sont l'effet de l'éducation et de l'habitude.

En vain chercherez-vous à faire admirer l'art qui préside à la confection du nid de l'oiseau ; on vous demandera si vous en avez vu recourir à d'autres plans que ceux adoptés par son espèce. Ces plans ne sont point l'effet de l'éducation, car l'oiseau isolé de ceux de son espèce se montre aussi habile que ceux dont il est né.

Chez l'animal tout semble donc avoir été tracé sur un plan déterminé à l'avance. Chaque espèce semble donc obéir à un ordre d'action préétabli.

D'ailleurs, si parmi les animaux il existait des faits dont plusieurs ne seraient pas compréhensibles à l'esprit humain, il ne devrait pas en résulter que l'homme et les animaux dussent être rangés sur la même ligne, mais bien plutôt que notre esprit rencontre des bornes qu'il ne peut franchir, et que tous les secrets de la création ne nous sont pas connus.

« Les animaux, dit un philosophe chrétien, n'in-
« ventent ni ne perfectionnent; chaque espèce fait
« toujours la même chose et la fait de même ; leur
« habileté est antérieure à l'expérience, ils se mon-
« trent industrieux pour un objet et stupides pour
« tous les autres. L'araignée tend ses filets aux
« mouches avant que d'avoir mangé des mouches.
« La jeune abeille construit sa cellule aussi parfaite-
« ment que les abeilles les plus expérimentées.
« L'une et l'autre font ces travaux sans tâtonner
« ni se méprendre ; ce n'est donc pas une différence
« de degrés, mais une différence d'espèces qui se
« fait remarquer entre l'intelligence de la bête et
« celle de l'homme. » (*Réflexions philosophiques sur le système de la Nature.*)

Mais ce n'est pas le mot intelligence qu'il convient d'employer à l'égard de la bête, puisqu'elle n'a pas de volonté, et qu'elle obéit au contraire à un ordre préétabli pour chaque espèce.

L'homme, au contraire, est un être qui pense, qui veut, et est doué des moyens d'exécuter sa volonté. Il existe donc chez l'homme une intelligence immétérielle présidant à sa pensée et à sa volonté : c'est cette intelligence qui caractérise l'homme lui-même.

C'est aussi cette puissance immatérielle qui dirige les appétences organiques qui émanent de l'homme matériel.

Cependant il ne faut pas conclure avec Stahl que tous les organes sont soumis à cette intelligence; c'est ce qui sera démontré dans ce travail.

Ainsi les appétences sont des sensations physiques dépendant des organes, et qui ne supposent ni jugement ni réflexion; et qui par conséquent naissent en dehors de la volonté qui ne peut que diriger et réprimer l'effet de ces sensations.

Quant aux fonctions organiques, elles échappent complétement la plupart à la volonté; car nous digérons malgré nous, le foie sécrète la bile sans que nous le percevions, etc.

Il existe donc chez l'homme des organes soumis à l'intelligence et des organes qui accomplissent leurs fonctions spontanément et sans perception.

Ainsi la vie chez l'homme est soumise à deux puissances, l'une présidant aux fonctions purement matérielles, l'autre à tous les actes intelligents et volontaires. Ces deux assertions peuvent être démontrées par l'étude de l'homme lui-même, ainsi que nous allons le faire dans les lignes qui vont suivre.

II

RÉFLEXIONS SUR L'ORIGINE DE LA RACE HUMAINE.

L'Écriture sainte, et même l'histoire des temps fabuleux affirment que la terre aurait été peuplée autrefois par une race de géants. Or, comme tout ce qui nous a été transmis de ces temps reculés n'est que l'expression exagérée de la tradition, on ne peut nier cependant que ces assertions ne renferment quelque vérité. En effet pourquoi la race humaine anté-diluvienne n'aurait-elle pas eu le même privilége que les autres races animales?... Que sont devenues toutes ces espèces retrouvées dans les fouilles souterraines et classées par Cuvier et ses successeurs?... Tout sur notre globe a donc dégénéré graduellement et s'est abâtardi. Cette vérité, bien reconnue, peut nous amener à la solution du problème longtemps discuté sur la création préalable d'un seul homme.

Les physiologistes, se fondant sur certaine couleur de la peau, sur certaines conformations osseuses, ont fini par admettre plusieurs races d'hommes à types parfaitement tranchés et par conclure de là, que la race humaine, comme les autres races animales, fut d'abord créée avec tous ses types et chacune des espèces aujourd'hui reconnues.

Cependant l'Écriture sainte ne parle que de la création d'un seul homme et d'une seule femme. L'Écriture sainte aurait-elle enregistré une erreur, ou bien les physiologistes auraient-ils prononcé trop légèrement sur une vérité pourtant beaucoup plus facile à juger aujourd'hui qu'autrefois?...

La philosophie du XVIIIe siècle, en rejetant orgueilleusement le dogme, a fait preuve de plus de légèreté et de passion que de vrai savoir. Sans doute la tradition sur laquelle sont basées bien des assertions anciennes, peut, en traversant des siècles d'ignorance et de barbarie, avoir donné lieu à bien des exagérations à bien des erreurs; mais avant de taxer d'erreur des faits affirmés, faut-il encore en examiner toutes les probabilités, et faire cet examen sans passion, sans prévention préalable.

Il est un fait vraiment remarquable, c'est que plus la science marche en avant, plus les assertions regardées autrefois comme erreurs attribuées à l'ignorance apparaissent comme des vérités incontestables, tant la prévention a été grande contre les vérités dogmatiques rejetées en masse et sans examen sérieux.

Si nous nous reportons aux temps anciens qui ont précédé notre ère, ne resterons-nous pas frappés d'étonnement en présence de tous ces monuments devenus la richesse de nos archéologues?...

Étaient-ils donc des barbares ces habitants des Ninive, des Babylone, qui aujourd'hui étalent aux yeux étonnés de nos savants toutes les richesses de leur civilisation, enfouies depuis quatre mille ans sous les sables du désert?...

Étaient-ils donc des barbares et des ignorants ces législateurs anciens dont les préceptes et les lois sont si bien calqués sur l'expérience approfondie des passions et les lois hygiéniques les mieux calculées? Ne voyons-nous pas ces lois résister à toutes les persécutions après avoir franchi des milliers d'années ?

Ceux qui ont enregistré les traditions contenues dans l'Écriture sainte et qui étaient les hommes les plus savants de ces temps reculés, si avancés en civilisation, feraient-ils donc preuve de tant d'ignorance en admettant sans commentaires la création d'un seul homme comme père unique de tous les types de la race humaine ; n'étaient-ils pas déjà en mesure de résoudre ce problème que la science aujourd'hui laisse entrevoir comme une vérité ?...

En effet si, comme le dit l'Écriture sainte, l'homme fut chassé du lieu de délices où il jouissait de la vue de Dieu et fut condamné à vivre de son travail et en outre à rendre son corps au limon d'où Dieu l'avait tiré : si la femme fut condamnée à enfanter dans la douleur ; il est un châtiment bien plus terrible et dont elle ne fait pas mention ; c'est la dégradation progressive de cette race humaine dans la création de laquelle Dieu avait tout d'abord semblé se complaire.

Si l'on considère les désordres qui naissent des unions consanguines, on comprendra que les enfants issus du premier homme durent apporter dans leur première union la principale cause de la dégradation de leur race. La misère qui dut resulter de leur inexpérience des choses indispensables à la vie ; les vices nés de l'ignorance et de besoins instinctifs sans freins, sans compression et sans direction morale, durent apporter le comble à l'œuvre de destruction et de dégradation dans laquelle est tombée l'espèce humaine.

On peut donc parfaitement admettre que tous ces différents types de l'espèce humaine aient pu s'établir graduellement ; par l'influence des habitudes contractées par les hommes ; par l'influence de leurs vices ; par celle de l'abâtardissement exercé par les unions consanguines ; enfin par l'influence des climats pendant les siècles nombreux qui se sont écoulés depuis la création.

Il n'y a donc rien de bien exorbitant à croire aux traditions transmises par l'Écriture sainte, puisque l'expérience vient chaque jour nous démontrer la possibilité des faits qu'elle mentionne.

Ce principe étant admis, voyons quelle est la nature de l'homme, et dans quelle condition Dieu l'a primitivement établi.

II

DE LA NATURE DE L'HOMME.

Dieu, dit l'Écriture sainte, créa l'homme à son image. Ainsi Dieu, après avoir créé l'univers, voulut créer un être assez parfait pour comprendre son œuvre.

La création de l'homme aurait donc été une sorte de satisfaction qu'aurait voulu se donner le Créateur, en dotant ce nouvel être des moyens de l'admirer, de le glorifier ; et pour cela il l'anima de son souffle divin (*et inspiravit in faciem ejus spiraculum vitæ*; verset 7., chap. 2. *Genèse*).

En effet, après avoir perfectionné dans l'homme l'harmonie admirable de son organisme, il le dota encore d'une intelligence spirituelle qui put diriger cet ensemble si parfait, selon ses besoins, sans qu'il lui fût permis d'oublier le but qui en avait nécessité la création, ce but devant tendre sans cesse à la glorification du Créateur.

Dieu établit donc dès le principe deux natures bien distinctes dans l'homme, savoir : l'homme matériel lui-même, animal modèle avec toute la perfection de son organisation et du mécanisme dont le jeu mystérieux reste incomparable et incompris. Il établit en même temps dans cette organisation un équilibre dont la précision s'harmonise de manière à régler une compensation parfaite, entre les pertes résultant de ce jeu organique et leur réparation.

La seconde nature de l'homme fut cette essence spirituelle qui fut appelée *Ame*.

Cette seconde nature constitutive de l'homme eut pour mission de diriger cette matière, qui n'avait été coordonnée si admirablement que pour lui servir d'instrument, et dut, à cause de cela, plus que la partie matérielle, constituer l'homme lui-même.

Ainsi deux natures dans l'homme, l'une mortelle, purement matérielle avec ses attributs matériels et grossiers, ses tendances à la satisfaction de besoins sans cesse renaissants, les uns pour l'entretien et la réparation de l'organisme, les autres pour la conservation et la reproduction de l'espèce.

La seconde nature de l'homme est essentiellement spirituelle, immortelle, incomprise, immatérielle, et destinée à diriger vers la glorification de celui qui l'a créée tous les actes du système organique dont elle a été établie l'agent, le chef.

De ces deux natures si différentes dans l'homme devaient nécessairement ressortir deux tendances essentiellement distinctes, essentiellement opposées, l'une puisant sa source dans le jeu organique et cherchant à satisfaire tous les besoins matériels, sans discernement, aveuglément et spontanément; l'autre, agent intelligent, responsable par conséquent de ces actes organiques qu'il est appelé à diriger vers le but de leur institution première, qui doit être la glorification du Créateur de l'harmonie préétablie des mondes.

Ces deux tendances si opposées dans l'homme, par leur essence et leurs attributs, sont: pour l'organisme, l'*instinct*, pour la partie spirituelle, la *raison*.

Nous trouvons donc dans l'homme: 1° L'*Instinct;* 2° la *Raison*; 3° la *Volonté* qui peut émaner de l'instinct ou de la raison. Admirable trinité, bien éloignée de la trinité divine, et qui assurément ne peut constituer dans l'homme aucun point de ressemblance entre sa propre nature et la nature de Dieu, mais qui n'en est pas moins le chef-d'œuvre de la création.

IV

PRINCIPE DE LA SOCIÉTÉ HUMAINE.

Si Dieu, en créant l'homme, ne lui avait pas donné le moyen de reproduire son espèce, il eût dû lui conserver l'immortalité dont il l'avait doué avant sa chute. Ou bien se contenter d'une satisfaction bien éphémère, en présence de ce chef-d'œuvre de la création; puisque ce nouvel être étant mortel, alors même qu'il eût été doué de l'intelligence, n'aurait pu le glorifier que pendant un temps déterminé: et qu'est-ce que le temps pour un Dieu éternel?...

Mais comme tout ce qui émane de Dieu même ne peut être infini comme lui, mais pourtant doit être proportionné à l'immensité de ses vues, il laissa l'homme déchu, doué d'une nature mortelle qui devait retourner au limon d'où il l'avait fait sortir; et d'une nature immortelle, plus digne de sa divinité vers la contemplation de laquelle ce nouvel être spirituel, une fois créé, était destiné à retourner.

Si les deux natures de l'homme déchu étaient restées immortelles Dieu eût pu peupler immédiatement la terre et donner à cette population une destinée préétablie.

L'homme eût pu, dans ce cas, recevoir en dot la partie organique et matérielle de son être, tout en jouissant de l'intelligence, sans le libre arbitre, sans la faculté dirigeante, puisque, tout en connaissant Dieu, tout en entrevoyant le but de sa destinée irrévocablement fixée, le but de ses actes eût été également irrévocablement établi.

Mais Dieu n'eut point été glorifié par les actes volontaires de l'homme, puisque cet homme n'eût pas eu le libre arbitre.

Il importait donc à la grandeur divine que l'homme, quoique déchu, fût intelligent, qu'il pût comprendre la magnificence de la création et son infinité. Il importait aussi à Dieu que l'homme fût libre de ses actes.

Or, l'homme pourrait-il être libre, s'il n'était doué de l'intelligence d'où émane la raison qui engendre la volonté?... cela n'est ni possible, ni logique.

L'homme, après sa chute, resté libre de ses actions, avec ses deux essences matérielle et intelligente, pouvait-il rester immortel?... car la liberté d'action implique nécessairement la possibilité d'une récompense pour ses bonnes actions ou d'une peine pour ses fautes : or, les peines et les récompenses devaient-elles s'appliquer à la partie matérielle ou à la partie intelligente, qui est la partie dirigeante? Assurément l'*Ame*, partie immortelle et intelligente de l'homme, devait être responsable et recevoir la peine ou la récompense des actes qu'elle dirige, la partie matérielle n'étant qu'un instrument aveugle.

Donc cette partie matérielle de l'homme, ne jouant dans la vie qu'un rôle purement passif, l'homme déchu ne pouvait être immortel, quant à sa partie matérielle, du moment où le Créateur lui laissait l'intelligence et le libre arbitre.

L'homme, ainsi créé pour vivre un temps déterminé, devait nécessairement, comme les autres animaux, mortels comme lui, être doué de l'aptitude à transmettre la vie qu'il avait reçue de Dieu.

Le Créateur lui donna donc aussi à lui une compagne pour l'aider à perpétuer son espèce, et contribuer à sa glorification. Or, pour faire comprendre l'union intime qui devait exister entre ces deux êtres, il tira, dit l'Écriture sainte, la femme d'une côte de l'homme.

On pourrait se demander pourquoi Dieu ne donna pas à l'homme la faculté de perpétuer son espèce par lui-même sans la coopération de la femme?...

Bien des raisons s'y opposaient. D'abord nous avons dit que Dieu avait créé l'homme pour sa glorification; qu'il lui avait donné l'intelligence pour qu'il pût comprendre les chefs-d'œuvre de la création, et, dans la contemplation de ces chefs-d'œuvre, reconnaître la main puissante du Créateur. Or, existe-t-il un plus beau chef-d'œuvre que l'homme lui-même?... et quel objet créé pourrait, à un plus haut degré, attirer son admiration?...

Mais aucune considération n'aurait pu fixer l'homme vers la contemplation de si grandes merveilles, dont il est lui-même la plus haute expression, s'il n'y avait été convié par une attraction aussi puissante que l'instinct qui l'entraîne vers la reproduction de son espèce; quelle force plus grande aurait pu d'ailleurs attirer son admiration vers sa propre individualité ?...

Si l'homme eût été doué de la faculté de se reproduire sans coopération d'un autre être, comment aurait-il pu vaquer aux autres fonctions indispensables à sa conservation individuelle, fonctions si propres au développement de son intelligence qui fait de l'homme l'être privilégié de la création, l'être chéri dans lequel se complaît le regard de Dieu même ?

Dieu, en créant l'homme, lui donna la force et la puissance sur les autres êtres, il l'établit roi sur la terre.

Chez l'homme les muscles, qui sont les principaux instruments de la force animale, se montrent en relief et tendent à donner à chaque organe une forme plus décidée. La teinte du visage qui est couvert d'une barbe plus ou moins touffue, la voix, qui est plus ou moins grave et forte, annoncent la vigueur. Son instinct le porte à braver les périls ; sa taille haute, sa démarche fière, ses mouvements souples et assurés, tout dénote la force et porte l'empreinte du sexe qui doit asservir et protéger.

L'homme, ainsi considéré avec les attributs de sa puissante organisation, aurait-il pu s'identifier avec tous les besoins qu'eût réclamés, au début de la vie, l'être auquel il aurait transmis l'existence?...

Car si, arrivé à l'apogée de sa force et de sa puissance, l'homme peut provoquer l'admiration et le respect, il est bien loin d'en être ainsi alors qu'il arrive à la vie.

En effet, de tous les animaux l'homme est celui qui naît dans le plus complet dénûment; nu, il faut qu'une main douce et tendre vienne réchauffer ses membres engourdis par le froid. Trop faible pour se soustraire aux dangers qui l'environnent, il serait sans cesse exposé à périr misérablement, si des soins assidus ne lui étaient prodigués. Incapable de pourvoir à ses besoins, c'est l'amour incomparable d'un être sensible et dévoué qui, en s'identifiant à sa faiblesse et à ses misères, vient réparer ses forces, en lui donnant une partie de sa propre substance, en le nourrissant de son lait.

L'homme appelé à dominer, à régner sur les êtres terribles qui le forcent quelquefois à se mettre en défense, pouvait-il s'astreindre à tant de bienveillantes tendresses?...

Dieu en donnant à l'homme une compagne devait donc imposer à cette compagne une organisation en quelque sorte analogue à celle de l'être faible qu'elle allait être appelée à protéger. Ainsi, s'il doua l'homme de force et de courage, la femme eut en partage la douceur et la modestie. Délicate et tendre, elle conserve toujours quelque chose du tempérament propre à l'enfance; ses muscles arrondis, ses formes où le gracieux des contours se marie à la mollesse des tissus, cette modestie, cette timidité qui la porte à s'éloigner de tout danger, ce regard doux et langoureux qui semble plutôt implorer; cette démarche onduleuse et pleine de grâce qui semble plutôt faite pour séduire que commander, tout dénote chez la femme les fonctions qui lui ont été départies par le Créateur.

L'homme sans la femme est donc un être incomplet.

La femme sans l'homme retombe dans le néant.

Ces deux êtres devaient donc rester inséparables; car l'attraction, qui dans le principe les avait unis, devait s'éterniser en se reportant sur les enfants nés de leur union, et former un lien moral devenu indissoluble: en effet, le bien-être des enfants ne pouvait être parfait qu'à la condition expresse d'une coopération réciproque entre l'homme et la femme.

C'est de cette coopération indispensable que dût naître le principe de toute société.

Le premier chef des nations, le premier roi, fut donc le premier père de famille.

A l'homme, comme nous l'avons vu, a été donnée l'intelligence d'où émanent l'intuition, la réflexion, la pensée, la volonté.

Abandonné dans la vie, l'homme ainsi doué ne tarda pas à s'apercevoir de son état de misère et de souffrance. Ses besoins, qui réclamaient un travail de chaque jour, vinrent lui inspirer le vague espoir d'une vie meilleure.

Il regarda le ciel, et sa vue perdue dans l'immensité lui donna l'idée de l'infini.

Il vit tous ces globes lumineux volant dans l'espace sans jamais se rencontrer, se heurter, et cette harmonie si admirable lui inspira l'humilité profonde qui lui fit courber la tête devant le dispensateur de l'univers.

La contemplation de tant de merveilles, la réflexion vinrent lui inspirer la certitude d'une puissance infinie et préétablie. Humiliant alors ses misères et sa frêle existence devant ce grand Maître de l'infini ; abîmé devant le coordonnateur de l'harmonie admirable des mondes, il dut s'écrier en levant les yeux vers le ciel, comme le naufragé en détresse : Éternité !.... Dieu !....

Le premier homme comprit Dieu dans toute sa magnificence et sa splendeur ; il dut être aussi son serviteur le plus zélé ; sans cesse occupé au service du seul maître qu'il reconnût alors dans l'univers, il transmit à ses enfants les principes gravés si profondément dans son cœur. Son admiration fut d'autant plus concentrée vers le Maître de l'univers que sa vie simple et ses besoins bornés ne pouvaient apporter aucun trouble dans l'accomplissement de ses devoirs.

L'homme, après avoir reconnu au moyen de l'intuition, de la réflexion, la grandeur et la majesté divine, ne tarda pas à comprendre toute l'étendue de ses propres misères.

Selon les climats, selon les intempéries des saisons, il fut exposé à la rigueur du froid, ou dévoré par un soleil brûlant.

La terre stérile ne pouvant lui fournir une nourriture suffisante, il dut, par le travail se procurer un moyen de subsister.

Sans défense contre les bêtes féroces dont il était entouré, il dut se faire des armes pour les combattre.

Trop faible pour résister, même armée, à leurs attaques, la première famille dut rester unie, groupée, pour se défendre contre une férocité sans cesse menaçante.

Bientôt les hommes se multiplièrent et avec eux l'industrie née de besoins incessants.

Les familles devenues nombreuses eurent bientôt des intérêts distincts, ce qui suffisait à une seule famille ne put devenir la communauté d'un grand nombre.

Si les bêtes féroces avaient obligé les premiers hommes à rester unis, nous les voyons dès lors assemblés non plus pour se défendre contre les attaques des animaux, mais contre d'autres hommes qui viennent leur disputer un territoire ou des biens amassés par prévoyance.

Chez les premiers hommes, le chef de la famille était chargé des hommages à rendre à la divinité, il dirigeait ses enfants, les conseillait dans toutes leurs actions, réprimait leurs défauts et les encourageait au bien.

Mais lorsque les nécessités de la vie eurent groupé des familles et en eurent formé des peuplades, des nations, il fallut choisir parmi ces pères de famille un chef suprême chargé de veiller sur les biens et les intérêts communs, aussi bien que sur l'exécution des règlements établis pour le respect des intérêts particuliers à chaque famille, à chaque individu.

Du moment où plusieurs familles furent obligées de se réunir dans un intérêt commun, chacune de ces familles apportant à cette réunion, des biens, des intérêts particuliers, les chefs de famille durent adopter des conventions pour que ces biens, ces intérêts fussent sauvegardés au profit de chaque propriétaire.

En conséquence, les membres de chaque famille durent se soumettre à ces conventions pour vivre en bonne harmonie dans la réunion générale, sous peine, en cas de contravention, d'un châtiment proportionné à la faute commise.

Dans le principe, ces conventions, ces lois, furent simples comme les mœurs et les habitudes des hommes.

Si nous remontons à l'origine de toute société, nous la retrouvons invariablement assise sur deux bases principales, savoir :

Devoirs envers Dieu.

Devoirs envers ses semblables.

Dans toute société les devoirs envers Dieu furent mis en première ligne ; aussi si les intérêts matériels furent déférés à l'administration d'un Chef suprême : des hommes choisis parmi les plus respectables furent en même temps chargés de transmettre au Tout-Puissant les vœux et les prières des peuples.

Dans certaines sociétés les prêtres étaient chefs suprêmes ou rois ; heureux temps où l'amour de Dieu et la crainte de lui déplaire suffisaient pour maintenir les mœurs simples des peuples ?... Ainsi fut gouverné pendant de longs siècles le peuple Juif chez qui s'était conservé le culte du vrai Dieu.

Malheureusement le vrai Dieu, le seul dispensateur de l'univers, ne tarda pas à être méconnu par toutes les autres nations, et l'on vit la terre entière asservie au culte de la matière et de l'idolâtrie, glorifier les vices et la force brutale.

Les devoirs envers Dieu étant complétement méconnus, il n'y eut plus parmi les hommes d'autre loi que la violence et les crimes de toutes sortes.

Il appartenait au Christianisme de renverser un règne aussi monstrueux et sous le joug duquel gémissait depuis si longtemps l'univers entier. En effet le Christianisme en combattant l'abrutissant matérialisme, apprit aux hommes à faire prédominer la raison sur l'instinct, et fournit au faible des armes contre son oppresseur.

La religion du Christ révéla aux hommes une morale toute nouvelle et jusque-là totalement inconnue; elle apprit à l'homme à se haïr soi-même, ou plutôt à haïr ses instincts. Elle grava dans les esprits ce sentiment profond d'humilité qui détruit tout amour propre. Elle mit la continence sous la garde de la plus austère pudeur en l'obligeant à faire un pacte, même avec ses yeux. Les plus grands talents durent être unis à la plus grande modestie. La volonté même du crime dut être réprimée.

Le Christianisme ne reconnut donc de véritable grandeur que celle consistant à dominer ses penchants et ses mouvements instinctifs, en leur substituant la Raison et la Vertu.

Ainsi le Christianisme vint, par son apparition, consacrer une ère nouvelle; car il renfermait le germe de toutes les perfections. La société des hommes revêtit dès-lors un tout autre aspect, et sans s'abandonner à une théocratie exclusive, on vit les chefs des nations baser leurs lois sur la morale évangélique. Les mœurs, plus douces, virent naître une civilisation nouvelle prenant sa source dans l'amour du bien et la pratique des vertus chrétiennes. La religion du Christ, en un mot, trâça les bases de toute législation durable.

Cet empire de la Raison sur l'Instinct, base de la loi du Christ, peut-il toujours avoir son libre exercice ?.... C'est ce qui nous reste à examiner et ce qui constitue le but principal de ce travail.

V

DU MOI PHYSIOLOGIQUE, DE L'AME ET DU PRINCIPE VITAL.

Dans l'économie animale toutes les parties sont liées pour ne former qu'un tout harmonique.

Dans son travail, en apparence isolé, chaque organe travaille pour les autres organes. Tous ces actes partiels, que l'on pourrait croire si disparates, concourent donc au même but. Chaque fonction est liée intimement à toutes les autres fonctions, elles s'entr'aident et s'influencent réciproquement; c'est une communauté d'action dans laquelle chacun fournit son contingent.

Ainsi, tout en fonctionnant pour soi, chaque organe fonctionne pour les autres, et les autres à leur tour pour lui. Tout, dans cette communauté d'action, marche et s'enchaîne avec cet ordre et cette harmonie qui constituent une sorte d'unité.

Cette unité, cette harmonie constituent ce que les physiologistes appellent le *moi* physiologique.

Cette manière large d'envisager l'économie n'avait point échappé aux médecins philosophes. Hippocrate, dans son *Consensus omnium*, Paracelse, dans ses *Réalités*. Van-Helmont, dans son *Archée*. Stahl, dans son *Ame*, Barthez, dans son *Principe vital*, avaient constaté cette harmonie.

Tout en s'égarant dans leurs explications, ces philosophes n'en ont pas moins signalé ce fait. Quelque soit le nom que l'on donne à cet ensemble, à cet accord, il existe partout. Partout nous voyons une conspiration de toutes les parties vers cette harmonie.

Mais le résultat de cette harmonie, ce *moi physiologique* a-t-il quelque rapport avec le *moi spirituel*?... non assurément.

Le moi *physiologique*, résultat de l'harmonie organique, ne peut que contribuer à garantir la vie matérielle. Cette harmonie organique est entretenue par le *Principe vital*, qui dans aucun cas ne peut être confondu avec l'Ame; car l'un est destiné à la matière d'où dérive l'instinct; l'autre est destiné à gouverner cet instinct; ou plutôt l'un dirige le jeu organique, l'autre dirige la volonté, la pensée.

DE L'AME.

Leibnitz s'appuyant des travaux de Leuwenhoek sur l'ovologie humaine, croyait que, de même que la première femme renfermait en elle le germe de tous les êtres, de même, elle devait aussi renfermer le germe de toutes les âmes. C'était restreindre l'âme à de bien petites proportions; et puis si la femme renferme en elle le germe de toutes les âmes des générations à venir, quel doit donc être le rôle de l'homme dans la reproduction de l'espèce?... quel germe, ou quelle portion de germe renferme-t-il pour sa part?,..

Mais il serait tout-à-fait hors de mon sujet d'examiner le sentiment de tous les philosophes anciens sur l'âme et son origine, voyons seulement l'opinion des hommes les plus remarquables.

Les Pères de l'Église ont été fort embarrassés eux-mêmes à expliquer l'origine de l'âme.

Tertullien croyait, comme Leibnitz, que toutes les

âmes avaient été créées en Adam et qu'elles venaient l'une de l'autre par une espèce de production.

Origène croyait que les âmes existaient avant d'être unies aux corps, et que Dieu ne les y envoyait pour les animer que pour les punir en même temps de ce qu'elles avaient failli dans le ciel et de ce qu'elles s'étaient écartées de l'ordre. Ce qui pouvait motiver cette opinion d'Origène, c'est que nous portons en nous-mêmes la certitude de la déchéance d'une vie antérieure bien supérieure et meilleure que celle que nous menons si péniblement sur la terre. La tradition religieuse du Paradis terrestre ne vient-elle pas confirmer ce sentiment inné chez tous les hommes.

Presque tous les autres philosophes ont émis à l'égard de l'âme un panthéisme plus ou moins varié.

Nous tirons, dit Cicéron, nos âmes de la nature des dieux *a natura Deorum haustos animos et libatos habemus.* Il accuse Pythagore de soutenir que l'âme était une substance détachée de celle de Dieu, ou de la nature universelle.

Platon appelle l'âme une partie de Dieu. Plutarque dit que Pythagore et Platon croyaient l'âme immortelle et que, s'élançant dans l'âme universelle de la nature, elle retournerait à sa première origine.

Aristote pensait, à quelques modifications près, comme les autres philosophes.

Mais il est aisé de voir que ces opinions des philosophes anciens, entachées de panthéisme, détruisaient toute idée du libre arbitre et de la responsabilité morale, qui est la première des prérogatives de l'homme intelligent et pensant.

Contrairement à ces opinions des philosophes que nous venons de citer, les Égyptiens, bien antérieurement, furent les premiers à enseigner l'immortalité de l'âme; mais afin d'établir sur ce fondement le dogme des peines et des récompenses d'une autre vie, ils imaginèrent la métempsychose. La conséquence d'une pareille opinion serait que l'âme est plus ancienne que le corps, système inadmissible.

La nature de l'âme n'a pas moins exercé les philosophes anciens et modernes que son origine; mais chaque philosophe en a donné une définition différente. Tous ont reconnu l'immortalité de l'âme; mais presque tous l'ont crue matérielle.

Tertullien lui-même croyait que l'âme est corporelle : *Definimus animam Dei statu natam immortalem, corporalem effigiatam.*

Saint Bernard disait qu'après la mort l'âme ne voyait pas Dieu, mais qu'elle conversait avec l'humanité de Jésus-Christ.

Tous les anciens philosophes ont donc cru l'âme matérielle, et n'ont eu aucune teinture de la spiritualité.

Les premiers Pères de l'Église, eux-mêmes, avaient fait Dieu corporel et leur doctrine a été perpétuée dans l'Église grecque. Toutefois, il ne faudrait pas croire que tous les Pères des premiers siècles fussent ainsi entachés d'hétérodoxie sur la spiritualité de l'âme. Plusieurs ont soutenu qu'en regardant l'âme comme matérielle, ils voulaient dire qu'elle n'était pas d'une spiritualité semblable à celle de Dieu, qu'elle ne tirait pas sa substance de Dieu même et qu'elle était destinée à être unie au corps.

Il en est de même de l'opinion de saint Bernard qui, d'après le Père Mabillon, n'est qu'une opinion toute personnelle.

L'origine de l'âme, comme sa nature, aussi bien que les mystères de la génération et l'union de l'âme avec le corps, sont des mystères impénétrables à l'esprit humain, et sont une preuve de plus de l'existence d'un être suprême, que notre faible esprit ne peut comprendre que d'après les effets de sa toute-puissance qui est infinie. Humilions-donc notre orgueil devant sa grandeur, et remercions-le de nous entourer sans cesse de tous ses bienfaits.

Spinosa, en adoptant son âme universelle, a confondu le principe vital avec l'âme humaine, et a été amené à nier la spiritualité de l'âme. Il donne pour instrument à cette âme chez l'homme le double mouvement des poumons qui, d'après lui, constitue la vie, et mesure aussi la durée de l'âme qui rentre ensuite dans la vie universelle.

C'est, comme on le voit, réduire l'homme à la plus simple expression, et faire dépendre son intelligence de la seule perfection de son organisation.

Le plus ou moins d'intelligence dépendrait de la plus ou moins grande perfection organique; de même que la cire donne une clarté supérieure à celle du suif. Aussi, la portion de l'âme universelle qui aura animé l'homme le plus intelligent pourra plus tard animer le plus vil animal, voire même une plante. Ce philosophe repousse donc l'existence de l'âme particulière à l'homme, et ne reconnaît que l'esprit de vie qui, par le moyen de la respiration, est assimilé à nos corps, dans les veines duquel les poumons le font circuler.

Cette opinion de Spinosa n'était que le système rajeuni de quelques anciens philosophes qui n'admettaient qu'une substance dans l'univers, substance infinie, naturelle, indivisible, et pourtant, disaient-ils, divisée en trois parties, dont la réunion forme le tout de Pythagore.

Mais il est inutile d'aborder ici toutes les subtilités plus ou moins absurdes de ce système.

Ainsi, Spinosa dénie à l'esprit toute faculté de penser ou de vouloir, et c'est la conséquence naturelle de son système; car si l'homme n'est animé que de l'âme générale, pourquoi la plante ne penserait-elle pas aussi bien que lui, puisqu'elle est animée du même principe que lui? Il est vrai qu'il reconnaît à l'homme la perfection des organes; mais cette perfection organique ne pourrait toujours engendrer que des pensées relatives aux besoins organiques, et chaque être créé penserait proportionnellement à sa perfection organique. C'est dénier complètement le libre arbitre, la volonté, l'esprit d'intuition, la réflexion, le jugement et,... c'est, en un mot, la théorie la plus raffinée du matérialisme le plus hideux.

Avec une telle théorie, à quoi bon des lois sociales, pourquoi ne pas se faire justice à soi-même?... et quelle consolation pour les peines si multipliées de notre pauvre existence?

Hobbes a cherché à expliquer, d'après ce système, la nature et l'origine des sensations. Mais toutes ces absurdités émanées de l'orgueil des hommes ne doivent pas nous faire méconnaître l'être qui règne en nous, comme parfaitement distinct de notre corps, comme une puissance purement spirituelle.

L'entendement, le jugement, émanent de l'âme; la volonté émane de l'âme aussi, selon qu'elle se représente un objet ou qu'elle se détermine vers tel ou tel objet.

Les facultés de l'âme sont les idées, le sentiment, l'imagination, la mémoire, l'attention, la réflexion et surtout la détermination volontaire après jugement.

L'âme a le sentiment de son existence, c'est ce *moi* qui aperçoit, qui compare, qui raisonne, qui est toujours *un*, simple, indivisible, veut et fait agir selon sa volonté le corps sur lequel elle règne.

Ce sentiment intérieur que nous avons de nous-mêmes, de ce que nous faisons, constitue le *moi moral*, la conscience.

C'est ce *moi*, la conscience, qui nous indique ce qui est bon ou mauvais dans nos actes.

Ainsi, en résumé, l'âme est un être indépendant, immatériel, créé par Dieu; elle n'appartient qu'à l'espèce humaine qu'elle élève au-dessus de tous les êtres vivants. Après la mort elle ne retourne point dans un foyer commun; mais, selon son mérite, elle est placée par Dieu dans une béatitude éternelle, ou, si elle est indigne des bienfaits auxquels Dieu l'avait conviée, en lui laissant toute liberté, elle subit les conséquences de ses méfaits.

PRINCIPE VITAL.

Mais l'âme n'est pas la seule puissance qui anime le corps de l'homme.

Si vous comparez la structure d'un cadavre bien organisé qui vient de mourir, à la structure d'un corps de même nature qui vit et remplit ses fonctions, partout vous la trouverez semblable, et pourtant, qu'elle immense différence!... Le premier, insensible, immobile, n'exécutant plus aucune fonction, attend la dissolution qui doit le faire rentrer dans la matière brute ; tandis que le second agit, exécute des mouvements, des fonctions dont chacune est une merveille pour l'observateur. Un instant a suffi pour opérer cette dissemblance.

Le corps vivant possède donc quelque chose de plus?...

Le cadavre a donc perdu quelque chose?...

Il y a donc un principe en dehors de nos organes qui vient leur donner une impulsion propre à l'exécution de leurs fonctions? Méconnaître cette vérité serait faire preuve de mauvaise foi. Ce principe, désigné par les philosophes anciens sous le nom de *principe vital* des animaux, n'est connu que par ses effets, il ne peut tomber sous nos sens, ni être saisi par nos agents physiques ou chimiques.

Le principe vital ne peut être identifié qu'imparfaitement à l'électricité, qui est, pour la matière brute, ce qu'est pour la matière organisée le principe vital.

L'analogie du principe vital avec l'électricté peut en faire établir une autre. On peut, en effet, se demander pourquoi l'électricité étant répandue autour de notre sphère terrestre, et s'y manifestant par des courants plus ou moins rapides dont la science a su tirer un si merveilleux parti, pourquoi, dis-je, il n'en serait pas de même du principe vital?... Pourquoi ne dirait-on pas que c'est du principe vital, qui entoure notre globe comme un vaste réservoir, que part l'étincelle qui va animer chaque être organisé?... C'est à ce réservoir commun du principe vital que retourne cette étincelle toutes les fois qu'elle abandonne le corps auquel elle est associée; rien n'est perdu, rien n'est créé, la matière retourne à la matière qui a été créée elle-même avec ces attributs, qui forment avec elle un tout homogène.

Ce principe vital diffère essentiellement de l'âme universelle des anciens philosophes qui en faisaient leur Dieu, et qui ne voyaient rien au delà. Pour nous, le réservoir vital n'est pas plus Dieu que le réservoir électrique; l'un agit sur les corps organisés, l'autre sur les corps inertes, selon les propriétés qui lui ont été dévolues par Dieu lui-même, en créant la matière organisée ou inorganique.

VI

DÉFINITION DE L'HOMME ET DE LA VIE.

Après les définitions que nous avons été forcés de développer, nous en sommes arrivés à pouvoir nous demander enfin : qu'est-ce que l'homme?...

L'homme, d'après un écrivain célèbre de ces temps modernes, *est une intelligence servie par des organes.*

Cette définition de l'homme est assurément plus brillante que juste. N'est-elle point présomptueuse?...

Pour un philosophe arrivé à la perfection, oui, l'homme pourrait être ainsi défini. Mais quel est celui qui pourrait être dit parfait?... Quel est celui dont il puisse être dit qu'il est *une intelligence servie par des organes*?

L'homme n'est-il point plutôt une intelligence en lutte continuelle avec ses instincts, avec ses appétences organiques?...

Et, en effet, celui qui se croirait arrivé à la perfection, et à l'abri de toute appétence instinctive, ne serait-il point par cela même sous la dépendance de l'orgueil?...

Non, non, jamais notre pauvre nature ne pourra se dire affranchie de ses instincts. Conclure autrement serait être présomptueux, serait déjà être coupable envers le dispensateur de toute chose.

Car Dieu, en établissant l'harmonie organique a aussi établi l'appétence nécessaire à cette harmonie, pour son propre entretien.

Cette appétence particulière à chaque organe ou à chaque groupe d'organes constitue les *besoins instinctifs*.

L'homme, sans doute, est né supérieur aux autres animaux; puisque Dieu en le créant, le doua de la raison, de l'esprit d'intuition, et qu'il lui donna le libre arbitre, c'est-à-dire la faculté de diriger toutes ses actions d'après sa volonté, d'après ses réflexions; mais il ne le créa pas parfait; au contraire, par sa nature même, l'homme posséda dans sa personne un équilibre tel, entre son instinct et sa raison, qu'il ne put jamais être assuré de pouvoir maintenir cet équilibre exclusivement au profit de la raison.

Un seul sur la terre put être dit *une intelligence servie par des organes :* Celui-là fut l'*Homme Dieu*!.....

Lui seul fut à l'abri de toute atteinte de la part de l'instinct; chez lui la raison seule prédomina, elle était d'accord avec sa nature divine, sans que jamais l'instinct vînt troubler l'harmonie de son intelligence sublime.

C'est lui qui, par son admirable doctrine, vint apprendre à l'homme l'art de combattre ses penchants organiques et de faire prédominer sa raison sur son instinct.

Maintenant, recueillons-nous et demandons-nous ce qui peut constituer la vie de l'homme.

L'*Archée* de Paracelse, le *Spiritus* de saint Paul, L'*Éther*, le *Pneuma*, les *Esprits*, l'*Ame*, la *Chaleur innée*, la *Flamme de vie*, le *Principe vital*, et...... des philosophes et des physiologistes sont-ils la vie?..... non.

Le principe vital qui anime l'univers n'est point la vie.

Le fluide électrique, impondérable, immatériel, qui entoure notre sphère, n'est point encore la vie. Ces deux principes, agents incitateurs des organes, les mettent en mouvement; ils sont donc cause efficiente, mais ils ne peuvent constituer eux-mêmes la vie, n'étant qu'instruments directs d'une autre puissante volonté.

La vie est donc une émanation de la volonté divine qui crée tout et anime tout. C'est de cette volonté créatrice et vivifiante qu'émane aussi le principe vital qui vient animer tout ce qui est organisé, la plante aussi bien que l'animal, le puceron aussi bien que l'homme; mais ce principe vital peut-il bien être confondu avec l'âme?..... non, assurément. L'âme, être indépendant, individuel, immatériel, n'appartenant qu'à l'espèce humaine, est complètement distincte du principe vital; puissance qui, chez l'homme, préside seulement à la réparation et à la conservation de l'espèce, en mettant en jeu son harmonie organique, ainsi qu'il arrive pour tous les êtres créés.

Donc, chez l'homme, il y a comme chez la plante, comme chez la brute, le principe vital organique; mais il y a de plus, l'âme qui préside à tous les actes de la vie, les dirige, et donne à l'homme l'idée de Dieu et des devoirs qui lui sont dus.

Le principe vital, la vie, l'instinct et l'âme sont donc quatre entitées parfaitement distinctes.

Ainsi, chez l'homme, nous rencontrons :

1° Le *Principe vital*, émanation de la volonté divine, animant tous les êtres organisés;

2° *La Vie*, résultat de l'action de cette puissance générale sur le système organique;

3° L'*Instinct*, sentiment né du jeu organique qui porte invinciblement chaque être organisé à rechercher les moyens nécessaires à la conservation et à la reproduction de son espèce;

4° Enfin l'*Ame*, puissance spirituelle, créée individuellement pour l'homme, qui l'ennoblit, constitue son individualité, lui donne la faculté de l'intuition, l'idée de l'infini, de l'immensité, de l'immortalité, de Dieu, et surtout la puissance nécessaire pour remplir envers Dieu les devoirs qui lui sont dus, au détriment des appétences instinctives.

L'homme peut vivre dans trois conditions parfaitement distinctes :

1° A l'état végétatif : par exemple, lorsque le système cérébral étant complétement anéanti, la vie n'est plus entretenue que d'une manière factice au moyen des nerfs ganglionnaires avec absence de toute sensibilité ;

2° A l'état instinctif : lorsqu'étant privé de raison ; par exemple dans l'idiotisme, dans l'aliénation mentale, l'homme se trouve réduit à l'état de brute, obéissant sans discernement à tous les besoins instinctifs ;

3° Enfin, à l'état normal, avec toute son intelligence et les facultés qui l'ennoblissent et le placent à la tête de la création.

Dans cette condition supérieure et normale, l'homme, jouissant de toutes ses facultés, jouit aussi de la liberté pleine et entière de ses actions.

De longues discussions, souvent oiseuses, ont eu lieu entre les philosophes sur le libre arbitre. Leur défaut d'entente est venu de ce qu'ils ne se sont jamais rendu compte des conditions diverses où l'homme s'est présenté à leur examen. Car il est aisé de comprendre que l'intelligence de l'homme peut parcourir bien des degrés entre l'état végétatif, et l'état normal où il apparaît doué de toutes ses facultés intellectuelles.

L'homme ne peut donc jouir *pleinement* de son libre arbitre qu'à la condition essentielle de posséder un équilibre organique parfait. Or, en est-il toujours ainsi ?...

Il n'est pas besoin d'admettre l'exagération de la localisation des facultés pour admettre que l'homme perd son libre arbitre, en perdant l'intégrité de certains organes.

Ainsi, la perversion de la vie morale et intellectuelle coïncidant avec l'existence de diverses affections cérébrales, il est impossible de méconnaître la dépendance de cette vie morale de l'intégrité de l'organisation cérébrale.

L'homme jouit donc à un degré plus ou moins parfait de ses facultés morales, à la condition essentielle d'être doué d'une organisation plus ou moins complète.

Plus l'instrument dont se sert l'âme a de perfection, plus aussi paraissent élevées les facultés de cette essence spirituelle.

Nous arrivons ainsi à conclure que les observations morales sont sous la dépendance d'une organisation vicieuse ou morbide.

Nous ne ferons assurément pas de cette assertion un principe exclusif, mais elle peut servir de base à la recherche de la vérité. Car l'homme peut devenir vicieux par une mauvaise direction imprimée à ses habitudes sans pour cela avoir subi préalablement aucune anomalie dans son organisation; il suffit pour cela d'obéir aux sentiments instinctifs sans effort de répression. Tandis qu'au contraire, l'organisation elle-même pourra avoir été modifiée par l'excitation née de l'habitude des sensations vicieuses.

Le cénobite habitué à la répression de toute sensation voluptueuse, après les premiers combats soutenus contre les besoins instinctifs, s'il a le bonheur de les vaincre, finira par réprimer bien plus facilement la révolte des sens, que le jeune libertin habitué à toutes les jouissances devenues pour lui un besoin. Pourquoi?... parce que, chez le premier, la puissance de la volonté a réduit les sens à une sorte d'atonie, par l'habitude de la répression. Chez le second, au contraire, les sens sont dans un état de surexcitation perpétuelle, par le défaut de répression, en attendant que les excès les conduisent à une sorte de paralysie.

Les sensations instinctives ont plus ou moins de puissance sur la raison, selon que les organes au service desquels elles sont assujetties, et d'où elles émanent, sont plus ou moins surexcitées.

L'homme, avons-nous dit, est dominé par deux puissances, instinct et raison.

Deux ordres de nerfs sont au service de ces deux puissances différentes, si opposées; les nerfs ganglionnaires ou nerfs de la vie organique; les nerfs cérébraux ou nerfs de la vie intellectuelle.

L'intégrité des facultés instinctives et volontaires doit nécessairement dépendre de l'intégrité des organes où se distribuent ces deux ordres de nerfs.

L'homme peut vivre privé des nerfs de la vie intellectuelle, tandis que la vie est impossible sans le secours des nerfs ganglionnaires qui président au jeu organique que la volonté de l'homme ne peut intervertir.

En effet, il n'est pas possible à la volonté humaine d'arrêter les fonctions du cœur, de l'estomac, du foie, de la rate, etc... qui s'accomplissent sans perception.

Si la vie peut être entretenue dans l'homme sans la participation des nerfs intellectuels et sans perception, on ne doit donc pas être étonné de voir prédominer les nerfs de la vie organique sur ceux de la vie intellectuelle. On peut en tirer la conséquence que la vie instinctive peut, dans certains cas, prédominer sur celle de l'intelligence.

La vie organique, devenue plus puissante chez l'homme par quelque excitation anormale ou morbide, les appétits instinctifs prédomineront assurément chez lui au détriment des efforts de la volonté, tendant à les réprimer.

L'homme peut donc être assujetti à ses instincts au détriment de sa raison?...

Caro enim concupiscit adversus spiritum; spiritus autem adversus carnem; hæc enim sibi invicem adversantur.

Pendant toute la durée de son existence, l'homme est incessamment dirigé par la raison ou l'instinct se disputant, l'avantage de gouverner les déterminations de la volonté.

Chez l'enfant, l'instinct agit en maître; dans l'âge adulte, il est avantageusement contrebalancé par la raison. Chez les vieillards, tous les phénomènes de la vie se trouvent à peu près indépendants de l'instinct.

Tous les efforts du législateur moral devraient donc tendre à rendre à l'organisme son équilibre, afin aussi d'équilibrer le jeu du système nerveux, qui peut influer à un si haut degré sur nos actes.

Chez certains peuples de l'antiquité, les médecins étaient prêtres, et les prêtres étaient rois; ainsi la médecine, le sacerdoce et la puissance souveraine, réunis en une seule main, pouvaient diriger l'hygiène, la morale et la législation des peuples.

Contrairement aux opinions admises par certains physiologistes, nous prétendons que l'activité instinctive est subordonnée à l'activité organique. De cette manière, les passions ne sont que l'exagération des appétits instinctifs.

L'on ne pourrait admettre que l'activité organique fût subordonnée à la violence des passions, sans faire de ces passions autant d'entitées purement imaginaires.

Les passions peuvent bien réargir sympathiquement sur les organes en corrélation avec ceux d'où elles prennent leur source; mais dire, par exemple, que la colère imprime son activité au groupe gastro–hépatique; on pourrait plutôt affirmer que cette passion paralyse ces organes, pour reporter toute sa violence vers le cœur dont les battements vont alors jusqu'à la suffocation.

Toutefois, il faut remarquer en passant, puisque nous citons la colère, que cette passion n'est pas le résultat d'une appétence organique et par conséquent d'une impression directe, mais bien le résultat d'une impression secondaire ou indirecte.

Définissons-donc les passions : *Perversion de l'appétence instinctive réagissant sur le jugement par suite de lésions organiques ou d'influences sympathiques sur le cerveau.*

Les passions émanent de l'impression spéciale ou constitutive de l'appétit que sollicite l'activité des organes. Ainsi les passions liées au besoin des aliments ont leur source dans l'estomac. Le gourmand est donc soumis à une modification quelconque de l'estomac, soit par penchant naturel, soit par affection morbide.

Cette impression, qui fait naître l'appétence exagérée des organes, peut être complexe, selon qu'elle affecte immédiatement les organes, ou qu'elle affecte les sens externes; dans ce dernier cas, elle arrive d'abord au cerveau et part de cet organe pour se rendre aux plexus ganglionnaires qui régissent ces organes.

L'impression directe détermine donc plus particulièrement les appétences instinctives, qui sont le résultat d'un besoin organique; ainsi, la faim naît de la vacuité de l'estomac, tandis que l'impression émanée de l'excitation des sens externes, ou l'impression secondaire entraîne évidemment la détermination volontaire. Ainsi, la vue d'un met délicat fera naître le désir de le prendre pour le manger.

Nous naissons certainement avec des prédispositions, mais non avec des destinées fatalement arrêtées. Ainsi l'homme dont l'appareil biliaire présente du développement est enclin aux passions fortes et violentes, à la colère, à l'ambition, à la haine, etc.....; mais comme la Providence a partout établi un ordre parfait, l'homme ainsi constitué est en même temps doué d'une grande énergie de volonté, qui peut lui servir à réprimer la violence de ses passions.

L'irritation chronique des organes digestifs, rend triste, mélancolique; aussi par le secours du régime, par une volonté ferme, fruit d'une bonne éducation, les passions peuvent éprouver de grandes améliorations au moyen d'une bonne direction morale.

C'est ainsi que nous avons considéré chaque passion comme un état moral pathologique, se rattachant à l'état pathologique de tel ou tel organe.

Nous établissons donc une distinction bien tranchée entre les penchants émanant de l'idiosyncrasie individuelle, ou tempérament, et les passions ou aberrations de ces penchants, résultant de l'état pathologique des organes d'où elles émanent; car les penchants idiosyncrasiques sont toujours soumis au tribunal de la raison, tandis que les passions ou aberrations de ces penchants tendent à gouverner l'homme en despotes. Aussi, tout tempérament dont les caractères sont fortement tracés annonce une condition plus ou moins morbide du système nerveux organique.

VII

INNERVATION. — ESPRIT ET MATIÈRE.

Plutarque et d'autres philosophes pensaient qu'il y avait dans l'homme deux principes, l'un bon, l'autre mauvais, et que l'âme était tirée, partie de la substance de l'un, partie de la substance de l'autre. Ces philosophes, tout en s'abusant grossièrement sur l'origine de l'âme, ne se trompaient cependant pas sur les tendances naturelles de l'union intime de l'esprit et de la matière.

Les actes de l'intelligence résultant nécessairement de ces deux éléments si opposés, l'homme doit donc être doué d'un organe qui puisse établir entre eux une corrélation intime. Cet organe est le cerveau.

Dans la série des animaux, cet organe diminue proportionnellement, en l'examinant, des espèces les plus intelligentes vers les plus stupides. Il disparaît même entièrement dans les organismes bornés aux réactions de l'instinct spontané.

Albert le Grand, né en 1205, mort, en 1280, évêque de Ratisbonne, et l'un des hommes les plus érudits de son temps; dans un ouvrage publié à Lyon par Pierre Jammi, en 1651, admit plusieurs organes cérébraux.

Vicq-D'Azir professait qu'avec le cerveau d'un homme on pourrait constituer celui de tous les animaux par la soustraction ou la modification de certaines parties; et avec le cerveau d'un animal, celui de l'homme en ajoutant et façonnant plusieurs de ces éléments.

Gall s'empara de ces idées, les agrandit, les féconda et ne vit plus dans les appareils intracéphaliques seulement les instruments des actes intellectuels, mais il y trouva encore ceux des passions; erreur fondamentale de son système qui fait des passions autant d'entités.

Il distribua le cerveau en 27 parties ou organes spéciaux, dont 19 communs aux animaux et à l'homme, et 8 appartenant exclusivement à l'homme.

Deux objections capitales détruisent tout d'abord cette distribution cérébrale établie par Gall. D'abord l'examen de la structure du cerveau ne montre nullement que ses fibres partent de la protubérance pour aller former autant de petits cerveaux à la surface de cet organe, elles vont, au contraire, s'y épanouir. On n'aperçoit donc aucun vestige d'organisation particulière aux endroits désignés par Gall comme devant tour à tour servir de centre d'intelligence; et puis il est impossible d'établir que tel développement crânien est le résultat de tel organe spécial plutôt que de son voisin.

Gall, en plaçant le siége des passions dans le cerveau, qui n'est, en réalité, que l'intermédiaire entre l'âme et la matière, consacrait une erreur grossière, car non-seulement il faisait, comme je viens de le dire, des passions autant d'entités inhérentes à chacun des organes ou portions d'organe inventés par lui; mais il admettait autant de facultés fatalement préétablies, ce qui ne s'accorde guère avec l'existence du libre arbitre qui est la faculté distinctive de l'espèce humaine.

En un mot, le système de Gall pêche par sa base,

ainsi que je viens de le dire, et dans le cas même où chacune de ses divisions encéphaliques ne représenterait que le siége de facultés et non de passions préétablies, il serait encore difficile de le concilier avec les bases d'une saine morale.

Magendie, contrairement à l'opinion de Sœmmering, Vicq-d'Azir, Tiédemann et Gall, fait observer que le développement de l'intelligence et sa perfection ne sont pas toujours en raison du volume des lobes antérieurs du cerveau. Il considère le nombre des circonvolutions comme beaucoup plus rigoureusement en rapport avec l'étendue des manifestations intellectuelles.

Tout en rejetant la pluralité exagérée des organes cérébraux, il faut admettre certaines divisions de cet organe correspondant à telle ou telle faculté, ce qui est loin d'admettre la localisation encéphalique des penchants ou des passions auxquels le cerveau est complètement étranger.

Ainsi il est généralement admis et démontré que les lobes antérieurs du cerveau offrent l'organe essentiel, indispensable, des facultés de penser, raisonner, juger, vouloir, se souvenir; que ces lobes antérieurs du cerveau dans toutes les manifestations de ces facultés entrent dans une espèce d'érection.

Des faits nombreux viennent appuyer cette assertion ; je citerai un fait recueilli par le docteur Perquien, et connu de tous les physiologistes.

R... présente une large carie du frontal, avec perforation osseuse qui laisse voir le cerveau couvert de ses membranes. Lorsqu'elle dort paisiblement cet organe s'affaisse, lorsqu'elle rêve ou qu'elle parle avec chaleur on le voit offrir une turgescence manifeste et des oscillations prononcées. Lorsqu'on lui fait éprouver une compression, la malade s'arrête au milieu d'une phrase, d'un mot ; lorsqu'on cesse de comprimer, elle reprend la conversation sans aucun souvenir de l'expérience à laquelle on vient de la soumettre. La trépanation peut offrir tous les jours ces mêmes phénomènes.

On avait cru longtemps que l'intégrité des lobes cérébraux et leur équilibre étaient nécessaires et indispensables à la régularité des phénomènes intellectuels. M. Flourens a prouvé que l'on peut enlever une partie de la voute cérébrale, et même un lobe tout entier, sans autre altération qu'un peu d'affaiblissement dans les actions de cet ordre, mais si l'on emporte l'autre lobe et que les deux lobes soient enlevés, aussitôt les sensations particulières, le raisonnement, le jugement, la volonté, la mémoire disparaissent entièrement; l'animal devient stupide, ne sait plus éviter le danger ; si on l'irrite, il s'agite, mais ne fuit pas.

Voilà donc le raisonnement, le jugement, la volonté, la mémoire localisés, ce qui peut constituer une faculté encéphalique, mais quel rapport peut-il exister entre une faculté et un penchant ou une passion fatalement préétablie.

Toutefois de cette localisation de penser, de réfléchir on peut déduire que les passions qui tiennent à une impression réfléchie dépendent d'une certaine modification encéphalique, ainsi qu'il sera démontré plus loin. Ajoutons cependant que M. Flourens n'a expérimenté que sur des animaux. Mais Lallemand, de Montpellier, s'est assuré que l'intelligence conservait son intégrité chez un sujet à qui avait été enlevé un lobe cérébral.

D'autres expérimentateurs ont poussé plus loin les observations relatives à cette partie du cerveau.

MM. Foville et Pinel-Grandchamp, Magendie, Bouillaud, Flourens regardent le cervelet comme centre du mouvement volontaire de la locomotion.

Les tubercules quadrijumeaux, d'où naissent les nerfs optiques, entraînent par leur destruction la perte de la sensation visuelle.

La moelle allongée qui est connue sous le nom de nœud vital, est évidemment le point de départ des mouvements instinctifs appliqués à certaines attitudes; et, en outre, de la conservation de l'espèce, de la respiration, des excrétions.

La moelle vertébrale est l'organe excitateur des mouvements volontaires dont elle reçoit l'impulsion du cerveau. C'est aussi le siége où se réunissent les impressions générales qu'elle transmet au cerveau. La moelle vertébrale est donc l'intermédiaire entre les impressions instinctives et les mouvements volontaires.

Aussi les nerfs encéphalo-rachidiens prennent leur origine des tubercules quadrijumeaux, de la moelle allongée et de la moelle rachidienne.

Quelque soit la classe dont ils font partie, chaque nerf conserve ses propriétés particulières de son origine à sa terminaison, il transmet le sentiment du second point vers le premier, et le mouvement du premier vers le second.

Nous avons dit qu'il existait deux vies, l'une intellectuelle, l'autre purement organique.

La distribution que nous venons d'établir des diverses parties du cerveau et de ses annexes se rapporte exclusivement aux phénomènes de la vie intellectuelle; il nous reste donc à faire connaître les agents de la vie organique, qui sont les nerfs ganglionnaires.

Les ganglions nerveux sont les centres multiples d'un système nerveux secondaire qui ne présente pas ordinairement la faculté de transmettre au sujet les impressions directes; aussi les organes soumis aux ganglions nerveux semblent-ils insensibles. Un seul, le ganglion semi-lunaire semble faire exception à cette règle générale; de sorte qu'il semble être l'intermédiaire entre les viscères et l'encéphale.

Les nerfs dits ganglionnaires, manquant d'unité entre eux, soumettent et rattachent leurs opérations à l'influence du centre nerveux encéphalique ; de là une source d'impressions et d'idées qui diffèrent de celles dont les sens externes deviennent le siége en ce qu'elles naissent involontairement, et peuvent, dans leurs anomalies et leurs aberrations, forcer le jugement et maîtriser la raison.

Ainsi de même que l'ensemble des sensations extérieures nous présentent les éléments principaux de l'intelligence, de même les excitations intérieures nous offrent ceux des phénomènes instinctifs.

Les deux centres d'innervation ganglionnaire et encéphalique ont pour intermédiaires le grand sympathique formé de l'ensemble des filets nerveux anastomotiques de tout le système ganglionnaire, et le nerf pneumogastrique qui, sorti de la moelle allongée, se termine après de nombreuses anastomoses avec les filets nerveux du grand sympathique dans le vaste plexus solaire, d'où naissent comme d'un foyer commun tous les entrelacements des nerfs du second ordre.

Aussi c'est ce qui a fait dire qu'éveillées dans la région épigastrique les passions s'élèvent rapidement vers l'encéphale pour y maîtriser la raison. Mais ce point de départ attribué aux passions est, comme nous le verrons, purement paradoxal.

Ainsi, par ce qui précède, il reste donc bien établi que l'homme intellectuel et l'homme matériel ont chacun à leur service un ordre de nerfs parfaitement distinct : l'un encéphalique, l'autre ganglionnaire ; que ces deux ordres de nerfs sont reliés entre eux par deux branches mixtes leur servant d'intermédiaires, le pneumogastrique et le grand sympathique, au moyen de leurs nombreuses anastomoses.

S'il en avait été autrement, si ces deux ordres de nerfs avaient été confondus, si, en un mot, la vie organique avait été soumise à la volonté, quelle garantie Dieu aurait-il donné à l'existence de l'homme ?... La volonté capricieuse de cet homme n'aurait-elle point voulu s'immiscer aux fonctions si mystérieuses de notre réparation, de nos sécrétions, de notre circulation ?... Humilions-nous donc devant cette sagesse admirable de la divinité qui a su soustraire à notre volonté ces fonctions qui garantissent la durée de notre existence.

Certains philosophes ont regardé le cerveau comme une bouteille de Leyde chargée au moyen de l'ébranlement que lui imprime le mouvement de la circulation ; car l'encéphale subit, en effet, un mouvement isochrone à celui des artères.

D'autres regardent le cerveau comme une glande chargée de sécréter le fluide nerveux circulant dans les nerfs à la manière du sang, de la lymphe; mais toute hypothèse qui tendrait à rapprocher le fluide nerveux des autres humeurs serait inadmissible.

Le fluide nerveux, dont l'existence est incontestable, est invisible, impalpable, insipide, inodore, incapable d'affecter aucun de nos sens, appréciable seulement par ses effets, étant à l'économie vivante ce qu'est l'électricité à l'économie universelle; ce qui porterait à admettre que les nerfs sont à l'électricité organique, ce que les fils métalliques sont à l'électricité générale. Du reste, nous regardons l'excitation portée sur le système nerveux comme le mobile de l'électricité vitale irradiée des organes vers l'encéphale par l'influence des agents extérieurs; de l'encéphale vers les organes par la réaction du centre nerveux.

Ainsi, un agent d'excitation est appliqué à l'un des organes en communication avec l'encéphale par le moyen des nerfs, cet agent détermine le mouvement de l'électricité vitale qui transmet l'impression non au cerveau, comme le disent les physiologistes, mais au principe immatériel dont le cerveau n'est que l'instrument, au moyen de la sécrétion du fluide nerveux, agent de transition entre la matière et ce même principe immatériel.

Ainsi, le cerveau n'est qu'une glande chargée de sécréter le fluide nerveux, dernière expression et la plus subtile comme la plus noble des productions de la matière; procédant en quelque sorte dans sa composition de l'essence matérielle et de l'essence immatérielle; tant ses effets sont au-dessus de toute compréhension humaine.

Pareil à l'ouvrier le plus habile, le principe immatériel ne pourrait se servir qu'avec difficulté d'un instrument imparfait. Aussi il est bien démontré que s'il existe dans l'organisme quelque lésion grave, l'exercice de la volonté se trouve interverti.

Ainsi, lorsqu'un groupe organique donne lieu à un penchant, à une appétence, ce penchant, cette appétence seront soumis à la raison tant que le groupe organique sera à l'état normal; mais s'il en est autrement, s'il existe une affection chronique de ces organes, l'appétence pourra devenir démesurée et se changer en une passion violente que la raison ne pourra plus soumettre à sa volonté, en raison de l'excès de vitalité imprimé à ce groupe organique.

Les passions ne sont donc que l'appétence démesurée dégénérée en besoins instinctifs, ou, comme le dit Sthal, que des jugements prématurés. Enfin, pour mieux exprimer ma pensée, les passions ne sont que le résultat d'une transmission trop rapide de l'appétence à l'organe instrument de la volonté. De telle sorte que les impressions trop fortes absorbent entièrement l'attention, qu'elles paralysent en éloignant tout objet qui n'a pas de liaison avec l'affection; le jugement est, par là même, affaibli, car il ne saurait exister sans une analyse égale des idées, et sans que l'attention soit soumise à son ordre. Mais plus le jugement faiblit, plus l'imagination lève la tête : par suite, l'organisme tout entier peut être entraîné dans cette voie anormale.

En général on a trop confondu les sensations et les passions, qui, naturellement, sont cependant bien distinctes. Celles-ci en sont l'occasion, mais elles en diffèrent pourtant essentiellement.

Les objets extérieurs renferment souvent les causes qui font naître les passions qui agitent notre âme, en faisant naître les sensations qui ont leur centre dans le cerveau, car toute sensation suppose l'impression ou l'attention et la perception.

Les sens reçoivent l'impression et la transmettent au cerveau où elle est perçue ; organe de perception pour l'âme, toute sensation cesse là où l'action de cet organe est suspendue. De même aussi toute modification morbide ou seulement anormale du cerveau influe sur son mode de perception.

Le cerveau n'est, au contraire, par lui-même, pas plus affecté physiquement par les passions, qu'il n'est susceptible de percevoir une lésion de son parenchyme.

Une passion peut bien imprimer une modification sympathique à nos organes, mais elle est elle-même toujours due à une modification quelconque de l'organe qui l'a fait naître.

Ainsi la colère trouble les organes de la circulation et peut avoir pour cause prédisposante un tempérament bilioso-sanguin, ou une affection plus ou moins grave, quelquefois légère du cerveau, qui trouble le jugement.

Cependant, de même que les impressions encéphaliques, les passions peuvent être directes ou réfléchies. Les premières se développent sous l'influence d'une cause en activité ; un outrage excite l'indignation instantanée de l'homme d'honneur ; pour les secondes, nous voyons le souvenir d'une injure éveiller un vieux ressentiment.

Nous verrons plus loin que les passions réfléchies peuvent dépendre d'une lésion ou d'une modification encéphalique latente, et quelquefois même momentanée, qui trouble le jugement, mais qui n'échappe pas toujours à l'observation du praticien instruit et attentif.

L'état des viscères, leurs lésions, les variations de leurs forces concourent donc d'une manière marquée à la production des passions; les rapports qui les unissent avec les tempéraments, les âges, établissent ce fait d'une manière incontestable.

En général, ce qui caractérise tel ou tel tempérament, c'est telle ou telle modification d'une part dans les passions, de l'autre, dans l'état des viscères de la vie organique et la prédominance de telle ou telle de ses fonctions.

La vie intellectuelle n'est donc pas constamment étrangère aux attributs des tempéraments, comme le pensent certains physiologistes, puisque, au contraire, elle est sans cesse exposée à leur influence au moyen des passions dont ils sont la cause prédisposante.

VIII

INFLUENCE DES TEMPÉRAMENTS SUR LA RAISON.

On a remarqué dans les individus des manières d'être différentes qui leur impriment à chacun un caractère particulier et constant. En classant et groupant ces manières d'être on a fait les tempéraments et les constitutions.

Le tempérament, quelle que soit sa nature, dépend toujours d'un défaut d'équilibre entre les principaux organes, et conséquemment entre les fonctions essentielles de l'économie.

La supposition de cet équilibre, dans un organisme exclut donc entièrement l'existence d'un tempérament bien tranché; c'est ce que les anciens appelaient le *temperamentum temperatum*.

Cette constitution idéale offrirait sans doute de grands avantages, et assurément une longévité garantie par la perfection des actes vitaux, mais il est bien clair que cet équilibre ne peut, en aucune façon, se maintenir dans la vie active.

Cinq appareils fondamentaux constituent pour notre espèce le domaine de l'économie vivante :

1° Nerveux;

2° Lymphatique ;

3° Sanguin ;

4° Musculaire ;

5° Digestif.

Une irritation chronique des viscères abdominaux ou du système nerveux ganglionnaire produit le tempérament mélancolique.

Deux circonstances principales peuvent produire la formation des tempéraments :

1° Dispositions natives;

2° Influence des agents extérieurs.

En effet, nous apportons en naissant une constitution et des dispositions organiques particulières ordinairement à celles de nos parents.

D'un autre côté, ces dispositions originelles sont modifiées par les influences qui nous environnent et nous donnent un tempérament quelquefois entièrement opposé à celui primitivement acquis.

La civilisation est aussi un modificateur puissant des dispositions primitives, et nous voyons souvent dans la même famille des tempéraments entièrement opposés.

Du reste, la génération actuelle vit au milieu d'habitudes qui sont devenues un si puissant agent d'abâtardissement, que bientôt il n'y aura plus à signaler qu'un genre de tempérament : celui de la débilité.

Chez les peuples sauvages, les deux sexes vivant au milieu des mêmes habitudes conservent tous le même type et le même tempérament.

Ainsi, l'on peut vaincre la nature par l'habitude et l'éducation, et imprimer à notre espèce des changements profonds, en raison des influences dont elle est environnée.

C'est sur cette vérité incontestable qu'est basée toute la pathologie morale.

Du reste, nous voyons aussi des tempéraments attachés plus spécialement à telle région, à tel peuple, à tel gouvernement, à telle famille.

Le tempérament, bilieux chez les Espagnols, est athlétique chez les Russes, nerveux chez les Italiens; il est sanguin chez les Français.

Les tourmentes révolutionnaires nous ont offert, elles aussi, une influence bien marquée sur les tempéraments. C'est ainsi que les commotions violentes de 89 ont fourni des exemples de tempéraments bilioso-nerveux chez la génération passée et celle qui suit sa carrière.

Des altérations morbides particulières sont inhérentes à chaque tempérament. Le tempérament nerveux a pour partage les spasmes, les convulsions, le tétanos.

Le bilieux, les phlegmasies gastro-intestinales, hépathiques.

L'athlétique, les rhumatismes.

Le sanguin, les inflammations aiguës du thorax, l'hypertrophie du cœur.

Le lymphatique, les engorgements, les hydropisies, les scrofules.

Nous avons mentionné cinq tempéraments fondamentaux ou primitifs. Nous allons examiner le caractère particulier à chacun.

TEMPÉRAMENT NERVEUX.

Dans cette catégorie, la tête présente surtout un volume extra-normal comparativement aux autres parties de l'économie.

La stature est moyenne et même petite, les formes grêles, effeminées, la fibre dense, se contractant énergiquement, mais d'une manière peu soutenue; le teint pâle, l'œil vif, les traits expressifs, mobiles, pouls petit, fréquent, digestions souvent difficiles, constipation habituelle.

Dispositions morales.

Les hommes doués du tempérament nerveux ont une intelligence ordinairement remarquable; une finesse d'esprit qu'accompagne toujours une grande versatilité. Ces sujets ont donc plus d'esprit que de génie; ils ont, en outre, une sensibilité portée à l'excès, l'amour-propre excessif, mélange bizarre d'affabilité, de philanthropie, de cruauté, de haine, du désir de vengeance.

Chez ces hommes, les passions sont également remarquables par leur mobilité : Ainsi, sous l'influence d'un chagrin violent ils éprouvent des spasmes, des convulsions remplacées bientôt par les manifestations d'une gaité souvent exagérée.

L'hygiène de ce tempérament consiste dans les bains tièdes fréquents, régime doux et nutritif, habitation à la campagne, exercices musculaires sans fatigue, calme des sens, éloignement de l'étude trop assidue, et précautions contre les passions exaltées.

Les moyens thérapeutiques doivent être simples et choisis dans les calmants et les narcotiques ; il faut être sobre des évacuations sanguines.

TEMPÉRAMENT LYMPHATIQUE.

Ce tempérament se trouve établi sur la prédominance du système vasculaire avec turgescence vitale ; hypertrophie des tissus qu'il sert particulièrement à former.

Ce tempérament est ordinairement une conséquence des progrès de l'organisation. Il présente une taille élevée. L'empâtement, la succulence, l'hypertrophie des tissus blancs.

Les hommes affectés de ce tempérament ont de la tendance au repos, à l'inaction ; ils sont insouciants, paresseux. Ils sont indifférents pour tous les rapports de société, d'une imagination obtuse, languissante ; ils ont cependant un jugement droit, un raisonnement précis ; ils ont une patience remarquable : c'est ainsi que nous trouvons parmi ces hommes des savants distingués dans les sciences exactes.

Chez les hommes ainsi doués, les passions sont calmes, sans énergie, sans vigueur. Les traits moraux de ce tempérament sont de ne présenter ni vertus ni vices.

Les altérations pathologiques de ce tempérament portent particulièrement sur les tissus blancs ; elles revêtent facilement le type chronique et se terminent par des infiltrations séreuses, des hydropisies, des abcès froids, des engorgements des tissus ; des tubercules mésentériques, pulmonaires, sont aussi le partage habituel de ce tempérament, aussi bien que la diathèse scrofuleuse et toutes ses altérations.

L'hygiène de ce tempérament doit avoir pour objet d'éveiller les dispositions morales et d'affermir la constitution physique. Ainsi, on cherchera à faire naître des émotions vives et gaies ; on livrera les sujets à des travaux intellectuels variés, des exercices gymnastiques sous l'influence de la chaleur solaire, à une activité obligée; on évitera le froid humide, l'inertie. Un régime nutritif animal, des boissons alcooliques tempérées devront constituer l'alimentation du sujet.

Les moyens thérapeutiques se trouveront constitués sur les mêmes bases que l'hygiène. On évitera les émissions sanguines abondantes, les narcotiques, les gommeux trop longtemps prolongés, enfin tout ce qui est susceptible d'énerver la constitution.

TEMPÉRAMENT SANGUIN.

Ce tempérament consiste dans la prédominance du cœur et en général de tout le système circulatoire, avec développement proportionné de l'appareil respiratoire. Il peut s'annoncer dès la naissance, mais il est rare qu'il soit bien caractérisé dès cette époque de la vie. Cependant il est plutôt dû à une disposition native, dont il est un véritable bienfait, qu'il n'est le résultat d'agents artificiels.

Ce tempérament se décèle sous les apparences d'une organisation large et brillante : taille élevée, peau vermeille, riche en capillaires, système musculaire développé, formes élégantes, pose noble et gracieuse, embonpoint modéré, système pileux, plutôt blond que noir. C'est dans ce tempérament privilégié, réunissant la vigueur, la noblesse et l'élégance, qu'il faut rechercher les plus beaux rudiments de la constitution physique.

Les hommes aussi richement doués ont l'esprit vif, l'imagination brillante, mais sont assez peu susceptibles d'une attention longtemps soutenue sur le même sujet.

Quant aux passions, les emportements quelquefois assez violents sont toujours passagers. L'humanité, la franchise, la philanthropie, la confiance souvent trompée, sont l'apanage de ce tempérament, aussi bien que le courage, l'héroïsme allant jusqu'à la témérité.

Ce tempérament est celui de l'adolescence et de l'âge adulte sous les régions tempérées, comme sur le beau sol de notre France.

Les altérations qui attaquent ce tempérament sont toujours de nature inflammatoire. Les organes sont peu disposés aux engorgements.

L'hygiène consiste à modérer la vivacité des impressions, à régler les exercices, à donner plus de fixité au moral, des aliments en quantité relative aux besoins de l'organisme.

Dans les applications de la thérapeutique, l'existence est, dès le début, fortement compromise, si l'on n'a pas recours à des moyens énergiques.

TEMPÉRAMENT ATHLÉTIQUE.

Ce tempérament consiste dans le développement extra-normal de l'appareil musculaire. Il semble naître de dispositions primitives ; mais le séjour à la campagne, un régime sain et réparateur, l'éloignement de tout excès, les exercices gymnastiques peuvent produire ou favoriser les conditions natives de ce genre de tempérament.

Le perfectionnement de l'intelligence paraît toujours en raison inverse du développement des facultés physiques. Dès lors, ce tempérament nous offre un esprit borné, les conceptions difficiles. En revanche, le raisonnement et le jugement, n'ayant rien à souffrir de l'imagination, présentent une certaine valeur.

Relativement aux passions, ce tempérament offre une sensibilité naturellement obtuse; mœurs paisibles, sans ambition.

L'hygiène physique et morale de ce tempérament consiste à régler tous les exercices de manière à ne pas favoriser son développement extra-normal. Favoriser les travaux intellectuels, la culture des arts, en même temps qu'on aura recours à un régime doux et végétal.

TEMPÉRAMENT BILIEUX.

La prédominance de l'appareil digestif, et plus spécialement de l'estomac, du foie, constitue ce tempérament.

Un centre épigastrique irritable, une bile abondante, âcre, sont l'apanage de ce tempérament. Les nerfs qui président à ces organes partant du système ganglionnaire, il en résulte une disposition plus ou moins fâcheuse aux passions violentes, naissant de l'agacement de cet appareil nerveux.

Ce tempérament est plutôt dû aux influences extérieures qu'au résultat de conditions originelles.

L'habitation d'un climat sec et brûlant, un régime trop exclusivement animal et composé de viandes noires, salées, fumées, épicées, faisandées, les liqueurs alcooliques, le café, le thé, peuvent être causes déterminantes de ce tempérament.

Les traits moraux de ce tempérament sont fortement caractérisés et offrent la plus grande énergie.

L'homme d'un tempérament bilieux est obligé de surmonter les plus grands obstacles pour maintenir l'empire de la raison sur l'instinct. La plus légère impression l'irrite, le blesse et entraîne la fermentation de son indomptable et bouillant caractère.

Les altérations particulières à ce tempérament sont les phlegmasies gastro-intestinales, hépatiques, la constipation, les engorgements du foie du pylore, et par extension sympathique vers l'encéphale, tous les degrés de la monomanie, de l'hypocondrie ; tristesse, morosité, propension au suicide.

L'hygiène appropriée à ce tempérament consiste dans le régime végétal, la proscription des irritants intérieurs, l'attention continuelle à éviter les passions violentes en recherchant le bonheur domestique.

Les tempérants, les boissons acidules, calmantes, les bains, les évacuations alvines modérées, les émissions sanguines à l'invasion des phlegmasies, qui débutent toujours dans ce cas avec violence, constituent la thérapeutique appropriée à ce tempérament.

IX

INFLUENCE DES AFFECTIONS ORGANIQUES SUR LA RAISON.

Toutes les affections organiques graves ont une influence débilitante plus ou moins tranchée sur la raison; mais cette influence devient d'autant plus sensible que la maladie est plus longue et attaque plus spécialement les nerfs de la vie organique.

Dans toutes les maladies chroniques, les maladies de langueur, les affections portant directement sur l'innervation, comme les fièvres dites typhoïdes, l'extrême vieillesse, où l'organisme est en quelque sorte à l'état d'usure, diminue, d'une manière relative, l'intelligence.

Mais cette atteinte aux fonctions intellectuelles

est d'autant plus marquée que, l'instant de la mort est plus rapproché.

Cette question a provoqué, de la part de M. Le-Grand-Dusaule, un remarquable travail où il fait ressortir toute l'importance de l'intervention du médecin dans la constatation des derniers actes du mourant.

En effet, le testament est la déclaration que fait quelqu'un de ce qu'il veut être exécuté après sa mort. Or, cette déclaration ne peut être sérieuse qu'à la condition qu'elle soit l'expression d'une volonté sérieusement exprimée.

On fait remonter l'usage des testaments jusqu'aux patriarches ; mais on a regardé ces testaments comme apocryphes. Ainsi, Noé, dit-on, fit son testament, et partagea la terre à ses trois fils.

Cependant il est certain, d'après les livres sacrés, que l'usage des testaments existait chez les Hébreux longtemps avant la loi de Moïse ; ce qui le prouve, c'est qu'Abraham, avant qu'il eût un fils, se proposait de faire son héritier le fils d'Eléazar, son serviteur. Ce même patriarche donna dans la suite tous ses biens à Isaac, et fit seulement des legs particuliers aux enfants de ses concubines ; *Dedit que*

Abraham cuncta quæ possiderat Isaac, filiis autem concubinarum largitus est munera.

Il est également parlé de legs et d'hérédité dans le prophète Ezéchiel.

Isaac donna sa bénédiction à Jacob, lui laissa ses terres les plus fertiles, et ne voulut point révoquer ces dispositions malgré les prières d'Esaü.

Jacob également donna une double part à Joseph, comme à l'aîné quoiqu'il ne le fût pas.

Les Hébreux avaient donc l'usage du testament et même ils ne pouvaient tester pendant la nuit.

Les Romains apportèrent de grandes précautions dans la forme des testaments; ainsi ils devaient être revêtus du sceau de sept témoins, et lorsque le testateur était aveugle, il ne pouvait tester que devant un tabulaire, officier dont les fonctions étaient différentes de celles du notaire ou tabellion.

En outre, il fallait ajouter un huitième témoin qui devait signer avec les autres.

La faculté de tester appartient, en général, à tous ceux qui n'ont point d'incapacité.

Les vieillards et les malades ne peuvent tester que lorsqu'ils sont sains d'esprit et en leur bon sens.

La liberté d'esprit, a dit Léïbnitz, consiste dans le juste usage de la raison. Or, qui pourra constater si un testament (*testatio mentis*) aura été fait avec toute la plénitude de la raison?... Sera-ce l'officier ministériel complètement étranger à une question aussi grave?... Seront-ce les témoins quelquefois complètement étrangers, eux aussi, aux habitudes, à la condition et même à la personne du testateur?...

Combien le devoir du médecin consciencieux devient grave, difficile et délicat en pareille circonstance; et pourtant lui seul est apte à juger de la validité de tous les actes passés au chevet de son malade, puisque lui seul peut juger de l'intégrité de son esprit.

Cependant l'officier ministériel n'en tient pas compte lorsqu'il certifie cette *integritas mentis* en tête de son acte.

Le notaire est bien l'instrument, l'organe, l'interprète du testateur; mais il n'est pas apte à apprécier ses qualités mentales.

« Comment le pourrait-il, dit Merlin, il ne voit son client qu'un moment, pénétrerait-il un moment dans le fond de son cœur et dans le secret de son âme?... »

Le médecin ne doit donc pas craindre d'intervenir auprès des familles et même de son malade pour conseiller l'arrangement des affaires, lorsqu'il craint pour ce malade un trop grand affaiblissement intellectuel par suite de la prolongation d'une maladie, si surtout l'issue lui en paraît douteuse. Autrement il sera exposé à devenir témoin d'actes que souvent sa conscience déplorera et qu'il sera impuissant à conjurer.

Voluntas defuncti consignata jure legibus que civitatis. (Quintilien). Les législateurs de tous les siècles ont donc entouré la volonté des mourants des formalités les plus scrupuleuses.

Cependant nous pensons qu'ils ont méconnu la plus essentielle; c'est la constatation mentale du testateur par le médecin.

Tout acte passé en dehors de cette formalité devrait être regardé comme incomplet.

D'Aguesseau l'avait bien compris lorsqu'il disait que les testaments et l'expression des dernières volontés, ne sont qu'une consolation accordée aux hommes.

Le plus grand nombre des maladies chroniques produisent, dans un temps assez limité, les ravages effectués par l'usure de l'organisme amené d'ordinaire par la vieillesse.

L'extinction des facultés s'opère, dans ce cas, avec assez de régularité. Le jugement disparaît d'abord ; aussi le jeune homme redit ses amours, l'avare indique son trésor, le guerrier exalte ses exploits, le moribond fait des projets pour l'avenir. Bientôt la mémoire s'évanouit, le sujet ne reconnaît plus ceux qui l'environnent ; les sens disparaissent, le goût, l'odorat, l'ouïe, le toucher.

Tel est le tableau qu'offre l'extinction des propriétés vitales sous l'influence de l'usure constitutionnelle.

Lors donc que la mort approche par suite d'un affaiblissement constitutionnel général manifeste, peut-on supposer que l'intelligence ait seule conservé son intégrité ?... Cette supposition n'étant pas admissible, les actes émanés de ce point extrême de la vie ne peuvent manquer d'être mis en suspicion ; puisqu'il est si facile de diriger le moribond vers un but étranger à ses habitudes.

Comparez l'homme arrivé au dernier degré de la phthisie avec l'époque où cet homme avait la constitution d'un athlète. De même aussi, comparez l'homme en pleine vigueur et santé, et celui affecté d'un état typhoïde ou adynamique, et dites si l'homme, dans ces deux points extrêmes de la vie, jouit du même degré d'intelligence et de jugement?... Le cerveau conserverait-il exclusivement ses facultés, alors que celles de tous les autres organes s'affaiblissent graduellement jusqu'à leur anéantissement total?... Car n'oublions pas que le cerveau est un organe comme un autre dont les fonctions sont solidaires de l'unité harmonique de l'économie entière.

X

INFLUENCE DES AFFECTIONS ORGANIQUES DE L'ABDOMEN SUR LA RAISON.

Les organes de l'abdomen se partagent en deux groupes qui forment l'appareil digestif, et l'appareil génito-urinaire.

L'appareil digestif a pour fonctions l'élaboration des aliments pour en extraire les parties nutritives et les approprier aux besoins et à la réparation de l'économie vivante.

La faim est le sentiment instinctif émané de l'appareil digestif, qui nous avertit du besoin de prendre les aliments nécessaires à la conservation de notre être.

La faim constitue le besoin le plus impérieux de tous ceux qui émanent du jeu de notre organisme, puisque, pour le satisfaire, la femme immole ses propres enfants (*manus mulierum misericordium coxerunt filios suos, facti sunt cibus earum* (Ezéchiel).

Considérée au point de vue médico-légal, la faim, pour se satisfaire, peut donc pousser aux derniers excès et faire naître une véritable aliénation mentale. Comment donc condamnera-t-on le malheureux affamé qui se jette sur les substances alimentaires qui ne lui appartiennent pas?... La faim a conduit à la révolte des populations entières, et cette révolte était réprimée à coups de fusils, tandis qu'il aurait été si facile de la conjurer avec du pain.

La faim peut être réelle ou factice. La faim réelle existe toutes les fois qu'à l'état de santé le besoin de la réparation coïncide avec la vacuité de l'estomac. Dans cette première circonstance, la satisfaction du besoin est suivie de calme vers cet organe et d'un bien-être général.

Au contraire, la faim peut être provoquée par des assaisonnements et les funestes ressources de l'art culinaire ; c'est ce qui constitue la faim factice.

La faim réelle est donc la satisfaction légitime

d'un besoin naturel, tandis que la faim factice est le propre de la gourmandise.

La gourmandise est un mérite dans les pays de luxe et de vanité, où les vices sont érigés en vertus, c'est le fait de la mollesse.

A Rome, on citait parmi les gourmands, des Cœlius et des Apicius. Trois de ce dernier nom se rendirent extrêmement célèbres. Il fallait que leur table fût couverte des oiseaux du Phase, qu'on allait chercher à travers les périls de la mer; il fallait aussi que les langues de paon et de rossignols y parussent délicieusement arrangées.

Pline appelait un de ces Apicius : *Nepotum omnium altissimus gurges*. Il tint école de son art, dépensa cinq millions de livres de nos jours à y exceller, et se jugeant ruiné parce qu'il ne lui restait que la valeur de cinq cent mille livres de biens, il s'empoisonna, craignant de mourir de faim avec si peu d'argent.

Rome alors avait dans son sein des gourmets qui savaient distinguer si un poisson avait été pris dans le Tibre entre deux ponts ou à son embouchure, car ils n'estimaient que le premier. Les foies gras d'oies engraissées avec des figues sèches n'étaient pas dignes de leurs palais : il fallait qu'elles fussent engraissées avec des figues fraîches.

Ces excès du luxe marquent toujours l'époque de la décadence des empires. Lucullus ne devint gourmand qu'après avoir préalablement engraissé son trésor en Asie par ses exploits.

Un peuple adonné à la gourmandise ne peut donc plus devenir conquérant, car il ne pense qu'à jouir des biens acquis.

On ne voyait point, au commencement de leurs conquêtes, les Romains couronnés de fleurs, couchés pendant trois jours autour d'une table chargée des vins les plus recherchés et n'en sortir que pour vider leur estomac, afin de lui faire savourer d'autres mets plus finement assaisonnés.

A ce moment de décadence, la gourmandise était si énorme, que des enfants de bonnes familles se prostituaient et se vendaient pour manger de bons morceaux.

Le peuple, adonné à la plus dégoûtante crapule, se rendait toujours ivre aux assemblées pour délibérer sur les affaires de la patrie.

Il est inutile de distinguer la gourmandise de ces besoins insatiables qui ne sont que le symptôme d'une maladie toujours grave et qui aboutit inévitablement au cancer de l'estomac, ou tout au moins à une affection sérieuse de tout l'appareil digestif. De là cet ancien adage plein de vérité : Un grand appétit annonce une grande maladie.

Toutefois, la gourmandise trouve bien aussi sa punition dans ses propres excès. Ainsi, l'usage des viandes faisandées ne manque pas de produire une certaine âcreté du sang qui amène, soit des affections graves de la peau et du tissu cellulaire, soit de ces affections fébriles avec atonie et pendant le cours desquelles la vie du malade se trouve toujours compromise. Je ne parle point de la polysarcie, qui est la suite inévitable de la gourmandise, et qui transforme celui qui en est affecté en une sorte d'animal immonde, incapable de s'occuper d'autres affaires que de celles relatives à la satisfaction de son ventre.

Les affections organiques qui peuvent modifier les fonctions de l'appareil digestif sont de trois sortes : affections aiguës constituant les diverses phlegmasies qui réclament les secours de la thérapeutique, affections subaiguës, et affections latentes. Ces deux dernières appartiennent seules à notre sujet.

Les phlegmasies subaiguës des organes tendent à augmenter l'activité de leurs fonctions. Ainsi, une irritation des organes digestifs réagit certainement sur l'activité de la digestion, et peut, relativement, contribuer à produire la polyphagie, bien plutôt que la chlorose et le pica, ainsi que l'ont écrit certains auteurs.

Il existait, il y a trente à quarante ans, à Paris, un garçon de ménagerie, nommé Bijou, qui se repaissait avidement des objets les plus dégoûtants et pris en proportion effroyable. Ainsi, il dévora un lion mort de maladie. On le vit boire jusqu'à trente livres de sang en vingt-quatre heures, manger les pièces d'anatomie putréfiée et que l'on faisait disparaître de la collection, sans que sa santé fût altérée. Faisant régulièrement ses fonctions, cet homme vécut jusqu'à l'âge de soixante ans.

Jacques de Falaise avalait des couleuvres, des souris, des anguilles, des oiseaux vivants, et ne paraissait pas incommodé par la présence de ces animaux dans l'estomac.

On lit, dans Percy, l'histoire d'un glouton nommé Tarare. Il naquit vers 1772, et vint à Paris en 1788. A dix-sept ans, ne pesant alors que cent livres, il pouvait, dans vingt-quatre heures, manger le même poids de bœuf cru, dévorant des chats et des chiens vivants. Il engloutit pour un seul repas dans son vaste estomac un dîner préparé pour quinze ouvriers allemands. Reçu à l'hôpital de Soultz, en Alsace, il mangeait les cataplasmes, les emplâtres, le sang des saignées. On le surprit même à l'amphithéâtre mangeant des cadavres.

Enfin, un enfant de quatorze mois ayant disparu, on conçut contre Tarare d'affreux soupçons.

Cet homme était d'une petite stature, ridé, maigre, pâle, d'une physionomie douce, craintif, soucieux. Il exhalait à vingt pas une odeur insupportable, due à une transpiration très-abondante. Il mourut à Versailles en 1798, dans un état de marasme complet, sous l'influence d'une diarrhée purulente. A l'autopsie, on trouva les intestins confondus, en suppuration, le foie énorme, putrilagineux, l'estomac occupant une grande partie de la cavité abdominale.

André Bazile, forçat à Brest, originaire de Nantes, avait offert des alternatives d'hypocondrie et de démence. Affecté de perversion des organes digestifs, il fournit un exemple d'homophagie dont il est difficile de déterminer la nature. Reçu à l'hôpital, il mourut au milieu de coliques atroces. A l'autopsie, on trouva l'estomac remplissant presque tout l'abdomen et contenant dans son intérieur : une portion de cercle en fer de dix-neuf pouces, encore en partie retenue dans l'œsophage, vingt-deux morceaux de bois de chêne, genêt, sapin, de quatre ou cinq pouces de longueur sur cinq et six lignes d'épaisseur, d'autres portions de cercle, des bondons en bois, un tuyau d'entonnoir en fer-blanc, un briquet d'acier, une pipe, un clou de deux pouces, un autre, acéré, d'un pouce et demi, des portions de boules d'étain, des fragments de verre blanc de vingt lignes, des morceaux de cuir, une cuiller en bois de cinq pouces, trois autres en étain, un couteau avec sa lame de trois pouces et demi. Total, cinquante-deux pièces, pesant ensemble environ un kilo.

Les aliments solides ne sont pas seuls nécessaires à la réparation de l'économie. Les liquides lui sont aussi indispensables. Le sentiment qui devient l'expression de ce besoin constitue la soif.

Le besoin des liquides, lorsqu'il est naturel, siége dans l'économie tout entière ; il existe proportionnellement aux pertes lymphatiques de l'économie, qu'il est appelé à réparer. Aussi la soif n'est-elle pas en raison inverse de la quantité de liquides ingérés dans l'estomac, mais en raison de l'équilibre établi entre leur absorption et la déperdition des lymphatiques.

La soif est naturelle ou factice. Elle est naturelle lorsqu'elle répond au besoin des boissons aqueuses proportionnellement à la diminution des fluides lymphatiques dans l'économie.

La soif est, au contraire, factice lorsqu'elle répond à un état pathologique de l'économie. Toutes les phlegmasies et celles des voies digestives, l'anasarque, les hydropisies, et surtout le diabète, sont les agents principaux des modifications apportées dans le besoin des liquides.

Dans le diabète, la soif est inextinguible et la faim dévorante. Or, la soif est d'autant plus marquée que le patient a ingéré une plus grande quantité d'aliments solides, surtout si ces aliments sont sucrés ou féculents, car, d'après Bouchardat, pour une quantité d'aliments représentant une livre de fécule, le diabétique boit ordinairement sept livres d'eau et rend huit livres d'urine.

Fabrice de Hilden dit avoir vu des malades boire dix livres de liquide dans une nuit. Haase, 30 livres et même 40. Au contraire, d'autres auteurs ont trouvé, chez certains malades, l'appétence des boissons, nulle, et Ernka a observé chez un malade du diabète, une véritable horreur des boissons.

Du reste, les diabétiques n'absorbent pas seulement des aliments liquides; Dupuytren et Thénard ont vu un malade qui dévorait, en vingt-quatre heures, une masse d'aliments égale au tiers du poids de son corps.

En considérant l'énorme quantité de liquide absorbée par les diabétiques, on doit bien se figurer qu'il existe chez eux un besoin impérieux, irrésistible, devant lequel tout doit céder, sans qu'aucune considération morale puisse les arrêter. J'ai eu dans ma famille un jeune domestique, honnête, âgé de quinze ans, qui fut renvoyé parce que rien ne pouvait étancher sa soif et que, tous les liquides lui étant bons, le malheureux s'était enivré en buvant à même le robinet d'une barrique. Quinze jours après, il mourut chez ses parents qui, étant pauvres, ne pouvaient subvenir à ses besoins. Si, à cette époque, j'avais été médecin, j'aurais assurément reconnu l'état de cet enfant et l'eusse fait soigner au lieu de le renvoyer.

L'expérience prouve que la plupart des ivrognes meurent du diabète. Alors ils sont pris d'une soif inextinguible, qui ne dépend plus de leurs habi-bitudes crapuleuses, qui pourtant en sont la cause première, mais d'un véritable état pathologique auquel ils succombent pour la plupart.

Outre la phlegmasie subaiguë les organes de l'abdomen peuvent subir, sous l'influence d'agents étrangers ou par sympathie, une affection latente, peu tranchée, mais qui en modifiant les centres nerveux ganglionnaires, n'envoie au cerveau que des sensations altérées et erronées; c'est ce qui constitue l'état semi-pathologique ou névropathique désigné sous le nom de vapeurs, humeur noire; lequel imprime aux actions une singularité, une bizarrerie qui va quelquefois jusqu'à la manie, et qui conduit aux idées de suicide.

Les affections de l'âme peuvent dégénérer en hypocondrie; si surtout elles ont pour cause la nostalgie.

La nostalgie est constituée par le chagrin que cause l'éloignement des lieux que l'on aime. Cette affection est primitivement un état moral pénible dont les effets fâcheux peuvent disparaître par la distraction, ou le retour au pays, voire même l'espoir de le revoir, mais elle peut aller jusqu'à la monomanie ; alors elle plonge celui qui en est affecté dans une mélancolie d'où rien ne peut le tirer, pas même le besoin de boire et de manger, ce qui le rend impropre à remplir n'importe quelle profession.

Il est assez ordinaire, du reste, de voir la nostalgie attaquer le cerveau et porter le trouble même dans les fonctions organiques : ainsi la circulation est entravée, le pouls bat sans régularité, les sécrétions se troublent et les organes les plus essentiels à la vie deviennent le siége de funestes congestions. Dès lors il n'y a plus de sommeil, et la vie même peut être compromise.

La nostalgie peut conduire à l'ennui de la vie et au suicide.

L'ennui de la vie peut bien ne pas être le résultat d'un état pathologique qui réagisse sur le moral ; il peut naître de la satiété, d'une éducation dépravée, du fanatisme politique et d'un faux point d'honneur; il peut aussi être le résultat de la lecture de livres traitant d'une fausse philosophie, mais surtout et par dessus tout, de l'absence de tout principe religieux.

Au nombre des causes de l'ennui de la vie, on cite cette vieille histoire des filles de Milet, qui se pendaient en foule, sans que personne en connût le motif. Le sénat ordonna que celles qui se pendraient seraient exposées toutes nues. La pudeur arrêta cette épidémie de suicide.

La pudeur a donc une action bien puissante sur le moral!... Mais aussi cette même pudeur qui arrêtait les filles de Milet dans le suicide, peut, dans certaines occasions, produire un effet tout contraire; par exemple, combien cherchent dans une mort violente le secret d'une faute?...

Enfin ce sentiment de pudeur, qui est une si grande vertu pour la femme, peut la conduire au plus grand des crimes... à l'infanticide... Mais dans cette circonstance le crime est-il toujours un crime?.. La malheureuse qui le commet a-t-elle bien le sentiment de son action coupable?... non, car la jeune mère qui a perdu le sentiment instinctif le plus puissant que Dieu ait mis au cœur de la femme, celui qui compense les affreuses douleurs de l'enfantement peut-elle bien être considérée comme jouissant de sa raison ?... Non assurément, à moins que la dépravation et le vice n'aient déjà tué chez elle et la pudeur, ce bien si cher à la femme, et le sens moral.

Enfin l'un des résultats les plus ordinaires des affections latentes des organes abdominaux est l'hypocondrie.

L'invasion de l'hypocondrie est comme la cause qui la fait naître, lente, graduée, suivant le cours des idées.

Les symptômes précurseurs commencent par une sorte d'attention que porte sur lui-même l'individu affecté, une inquiétude légère sur sa santé, l'inspection faite par lui sur les organes accessibles aux sens, et même des déjections. L'observation de l'hygiène est portée jusqu'au scrupule; désir de lire la description des maladies, ou de converser avec les médecins, tristesse, dégoûts des plaisirs; bientôt surviennent les inquiétudes les plus vives à l'occasion des sensations les plus ordinaires; le malade tombe alors dans une espèce de monomanie, il croit avoir alternativement toutes les maladies, et est sans cesse à la recherche de médicaments qu'il emploie de la manière la plus intempestive; alors se développent de véritables névroses ; l'anxiété morale est portée au plus haut degré ; puis aux symptômes névralgiques succèdent de véritables phlegmasies et des altérations organiques les plus variées.

On a vu des hypocondriaques s'imaginer que le genre humain, excepté eux seuls, est mauvais et qu'il leur est hostile, exigeant que tout le monde s'empresse à satisfaire leurs désirs; si un autre vise aux mêmes honneurs que ceux qu'ils convoitent, ils traitent cela d'injustice et même de crime, et en arrivent à troubler l'ordre public.

Et je hais tous les hommes ;
Les uns par ce qu'ils sont méchants et malfaisants ;
Et les autres pour être aux méchants complaisants,
Et n'avoir pas pour eux ces haines vigoureuses,
Que doit donner le vice aux âmes vertueuses.

. . . .

. . . .

Ce me sont de mortelles blessures
De voir qu'avec le vice on garde des mesures ;
Et parfois il me prend des mouvements soudains,
De fuir dans un désert l'approche des humains.

Les personnes les plus exposées à l'hypocondrie sont les célibataires, privés de famille; n'ayant point à penser à l'avenir d'enfants toujours chers, le célibataire est naturellement égoïste.

Le droit germanique avait statué des peines contre les célibataires, entre autres celles de ne pouvoir disposer de leur héritage qui était adjugé au fisc.

Plusieurs peuples et entre autres les Lacédémoniens et les Romains punissaient d'une amende le célibat.

Toutefois le célibat a existé de tout temps. Cependant dans les temps primitifs où le célibat était l'objet de tant de mépris, il fallut sans doute de bonnes raisons physiques pour obliger à le garder. Les Grecs appelaient ces sortes d'hommes κολοϐοι, ce qui a sans doute créé le mot célibat; les hommes de cette état équivoque se trouvèrent exposés à plusieurs mortifications, et privés des organes de la virilité; il n'en conservèrent ni le caractère, ni la force physique; aussi on les vit s'assujettir aux volontés des autres avec un grand dévouement. Tout le monde voulut être servi par eux, et ceux qui n'en avaient pas en firent par une opération hardie et des plus inhumaines; c'est, sans doute de là, que vint en Orient l'habitude de se servir des eunuques.

Mais le célibat dont nous avons à parler n'est pas le célibat forcé. L'homme jouissant de tous les attributs de la virilité, et qui ne satisfait pas les besoins physiques dans le coït, est malheureusement exposé à s'adonner à la masturbation, à moins que des principes moraux et sévères et une vertu éprouvée ne lui fournissent des armes assez puissantes pour résister à la révolte des sens : d'un autre côté, privé des distractions de l'intérieur, son imagination bien plus impressionnable, ne tardera pas à le conduire à la divagation sur toutes les choses les plus ordinaires de la vie, le célibat porte donc avec lui sa punition; et si le célibataire est égoïste et souvent méchant, il a pour le punir la privation de toute consolation que le monde lui refuse et qui ne lui offre qu'une vaste solitude; de là la mélancolie et bientôt la manie.

Au nombre des causes principales de l'hypocondrie, nous devons donc placer la masturbation qui porte un trouble profond sur l'innervation en général et sur l'appareil digestif en particulier.

On voit souvent, dans les campagnes surtout, de ces jeunes gens adonnés aux plaisirs secrets, cherchant constamment la solitude, impropres à toute occupation, se croyant toutes les maladies, occupés uniquement de leur malheureux penchant, allant consulter tous les médecins et les sorciers, et arriver graduellement au dernier dégré de la manie.

Un mauvais régime donnant lieu à des digestions difficiles, une affection chronique du tube intestinal et de l'appareil gastro-hépathique, la présence de calculs dans la vésicule du fiel, une hépatite chronique, les affections de l'appareil urinaire sont des causes occasionnelles de l'hypocondrie.

Au-dessus de toutes ces causes, je crois qu'aujourd'hui on doit placer en première ligne l'abus du tabac, par son influence funeste sur la digestion. Combien de fois le médecin est à même d'arrêter des idées de suicide en faisant cesser l'usage du tabac si funeste aux fonctions gastro-hépatiques.

XI

INFLUENCE DE L'APPAREIL GÉNÉSIQUE SUR LA RAISON.

Les organes génitaux dans les deux sexes exercent au physique comme au moral une influence qui n'a échappé à aucun physiologiste, et dont nous allons étudier les effets sur la raison.

L'établissement des phénomènes reproducteurs, à l'époque de la puberté, s'accompagne dans l'organisme d'un ébranlement général, d'un éveil, d'un épanouissement, remarquables dans toutes les facultés morales et physiques.

C'est d'alors seulement que date la vie dans les deux sexes; elle prend une activité, des modifications jusqu'alors inconnues; mais que cette révolution soit empêchée par des maladies, par des mutilations, la castration , par exemple, encore en usage chez les barbares de l'Orient, le sujet vieillit dans une longue enfance.

Quant à la femme, elle aussi, doit ses grâces, son enjouement, ses attraits en un mot, à l'évolution heureuse qui s'opère dans son organisme à l'époque de la puberté.

Hippocrate a dit : l'utérus c'est toute la femme; mais il faut se hâter de dire, l'utérus accomplissant ses fonctions normales.

Les organes génitaux chez l'homme ont une telle influence sur le moral en dehors même de leurs fonctions, que des lésions, en apparence légères, peuvent y apporter un trouble sensible. Ainsi Vidal-de-Cassis avait observé, en étudiant les varicocèles, que cette infirmité portait une influence marquée à l'intelligence. Tout le monde sait du reste que le varicocèle rend impropre au service militaire le jeune homme qui en est affecté.

Maintenant, quant aux fonctions des organes génitaux ; si l'on considère l'homme au point de vue matériel on le trouve comme les autres animaux et au même dégré, soumis à toutes les lois organiques, pour ce qui regarde les fonctions en général; mais pour celles de la génération, l'homme prouve encore toute la supériorité de son espèce.

En effet, si l'aptitude génésique ne se manifeste qu'à des époques périodiques chez la brute, nous trouvons cette fonction érigée en permanence chez l'homme.

C'est là un phénomène que peut facilement nous expliquer la physiologie.

Nous l'avons déjà dit, les organes génitaux chez l'homme et chez la femme ont sur l'organisme une influence décisive.

L'homme n'est véritablement homme qu'à la condition essentielle de jouir de tous les avantages physiques de la virilité ; la moindre entrave apportée aux avantages de cette prérogative, exerce une influence fatale sur l'intelligence.

La castration, non seulement empêche l'homme de devenir barbu, mais encore elle lui conserve sa voix enfantine, donne à ses membres un tissu cellulaire surabondant, et le prive du courage, qui est le plus bel attribut de son sexe, pour lui imprimer la couardise et la pusillanimité.

Chez les animaux nous voyons les mâles, en dehors de l'époque fixée pour l'accomplissement de leurs fonctions génitales, absolument comme s'ils étaient castrés.

Quels sont donc les véritables attributs de la virilité?... Ils consistent dans l'intégrité de l'appareil génital.

Cependant il ne faudrait pas juger cette intégrité sur la simple apparence; c'est surtout l'accomplissement parfait des fonctions de cet appareil qui en constitue l'intégrité. Ainsi les testicules peuvent exister et la sécrétion de ces organes être vicieuse.

Chez la brute les fonctions génératrices ne se manifestent qu'à une époque périodique; c'est ordinairement au printemps que, sous l'influence du moteur puissant qui commande impérieusement à la nature, les animaux tendent à la reproduction.

En dehors de cette période qui, pour les animaux, constitue la période du rut, si vous considérez la sécrétion testiculaire chez l'animal, vous la trouverez dénuée de ses facultés reproductrices.

Chez l'homme, au contraire, cette faculté est permanente, pourvu que l'homme soit considéré dans un état de santé normal.

Mais pour que cette faculté reproductrice existe, il est indispensable que la sécrétion testiculaire renferme certaines conditions. Ainsi la liqueur prolifique, ou sperme, blanc, semi-transparent, albumineux, contient, entre l'âge de puberté et la caducité sénile, des globules et des animalcules qui, les uns et les autres, constituent la partie fécondante du sperme; car d'après les recherches récentes, les globules spermatiques ne seraient que les œufs qui donnent naissance aux animalcules. En effet, parmi ces globules les observateurs en ont vus dont l'animalcule spermatique n'était pas encore détaché.

Chez l'animal, avant la période du rut, le sperme contient bien des globules, mais on n'y rencontre aucun spermatozoïde; l'existence de ces spermatozoïdes ne se manifeste absolument qu'à l'époque du rut.

Chez l'homme, au contraire, les globules spermatiques et les spermatozoïdes existent simultanément en permanence.

Cependant certaines affections, la syphilis, par exemple, font disparaître ces éléments reproducteurs, et réduisent le sperme à une simple sécrétion albumineuse; il en est de même des affections qui attaquent profondément l'économie, comme les maladies graves et longues.

La faculté génératrice n'existe donc qu'en raison de la présence, dans le sperme, des globules et des animalcules ; cette faculté est même d'autant plus puissante que ces éléments sont contenus en plus grande abondance dans la liqueur prolifique. Aussi lorsqu'à l'époque du rut nous voyons l'animal se porter vers la copulation avec une espèce de fureur, trouve-t-on dans le sperme les animalcules en très-grande abondance.

Les globules spermatiques sont d'autant plus abondants dans le sperme, que le sujet est plus fortement constitué et qu'il est moins épuisé par les excès ; quant aux animalcules, leur nombre est d'autant plus grand que le sperme a fait un séjour plus prolongé dans les réservoirs séminaux.

Maintenant nous pouvons considérer les fonctions de l'appareil génital sous deux points de vue :

1° Chez l'homme à l'étal normal ;

2° Chez l'homme soumis à une impression pathologique.

Les fonctions génératrices chez l'homme sain obéissent à une impulsion instinctive qui constitue un besoin que nous nommerons appétit vénérien. Cette appétence, comme l'appétence gastrique, peut se distinguer en normale et factice.

L'appétit vénérien normal se lie essentiellement à l'exercice de la génération; il s'éveille à l'époque de la puberté, alors que cette fonction s'établit, et disparaît alors qu'elle s'éteint avec l'âge.

Les désirs érotiques chez les enfants et les vieillards sont presque toujours un résultat fâcheux de la dépravation, ou d'influences pathologiques.

Les facultés génératrices s'annoncent chez le jeune adolescent d'une manière brusque; par un sentiment de titillation et de prurit vers les parties génitales, où s'est établi à l'avance une activité nouvelle.

Lorsque le sperme, ainsi que nous l'avons dit, saturé d'animalcules, a fait un séjour prolongé dans les réservoirs séminaux, le sujet éprouve un certain embarras dans les aines, une pesanteur générale, un sentiment de pléthore indéfinissable, enfin un besoin marqué d'être débarrassé de cette surabondance.

Alors surviennent, pendant le sommeil, des rêves trompeurs, pendant lesquels se reproduisent des tableaux pleins de volupté, simulant une possession mensongère pendant laquelle s'effectue l'émission du sperme.

Ces premières impressions de la volupté laissent toujours un souvenir d'autant plus vif que les réservoirs séminaux une fois dégorgés, l'activité génitale devient plus active et renouvelle des besoins de plus en plus pressants.

Le devoir, la vertu, un sentiment profond de religion peuvent seuls combattre le sentiment invincible qui se manifeste alors de tristesse, d'ennui, de morosité, de dégoût même de la vie.

Cependant chez les hommes fortement constitués, lorsque l'activité génésique se trouve entravée par le devoir et qu'une continence forcée est imposée par la conviction, l'instinct peut livrer à la raison les plus rudes assauts ; car le séjour prolongé du sperme dans les réservoirs séminaux, en donnant lieu à l'éclosion d'une abondance de spermatozoïdes, favorisée encore par une irritation génésique d'autant plus vive qu'elle est plus comprimée, peut faire naître un besoin irrésistible de la copulation Ce besoin peut être augmenté par des pollutions nocturnes qui, laissant dans l'imagination des souvenirs de volupté que la raison veut en vain chasser, finissent par s'y établir en permanence et y jeter le trouble et le désordre.

Le sujet s'abandonne alors à toutes les aberrations de son esprit malade, et bientôt il ne lui reste qu'à gémir sur sa défaite, bienheureux lorsqu'il ne cherche pas à établir une sorte de compromis entre ses principes et ses fautes... Fatale erreur qui trop souvent amène à la négation de toute morale, alors qu'au début, on ne cherchait qu'une excuse au vice.

Là vient aboutir souvent l'orgueil de l'homme qui fort de ses principes ne craint pas de s'exposer à des fréquentations dangereuses pour l'homme habitué à la vie réservée et à la continence.

Humilions-nous donc devant les décrets de la divine puissance qui a établi les lois organiques auxquelles nul ne peut se soustraire, que par une faveur que celui qui les régit peut seul accorder ; une défaite peut humilier et faire gémir, mais l'homme vraiment vertueux puise des forces dans sa propre défaite, qui, au contraire, lui sert d'expérience pour mieux combattre.

Outre l'abstinence forcée de la copulation et le séjour trop prolongé du sperme dans les réservoirs séminaux, ce qui donne lieu à l'éclosion d'une surabondance de spermatozoïdes, le système génésique peut être irrité, non-seulement par l'existence d'un sentiment tendre pour une personne du sexe féminin, mais encore par la simple fréquentation de ce sexe; il se manifeste alors un besoin irrésistible de la copulation; ce besoin non satisfait, la résistance qui lui est opposée peuvent amener même la perte de la raison.

En effet, de même que les glandes salivaires sont mises en fonctions spontanément et sans perception par le simple rapprochement de mets, par leur vue, par leur odeur; de même les glandes spermatiques et tout le système génésique se trouvent surexcités par le simple contact de l'autre sexe. Cette supersécrétion spermatique peut se produire sans érection, spontanément, à l'insu du sujet, qui seulement alors ressent une réplétion des vaisseaux et réservoirs spermatiques, se traduisant par un embarras, une douleur même dans les aines; car toutes les fonctions organiques s'opèrent spontanément et sans perception.

La copulation est donc chez l'homme l'accomplissement d'une fonction naturelle, et cet accomplissement devient un besoin subordonné à l'abondance plus ou moins grande du sperme et surtout des animalcules spermatiques, dont la présence trop prolongée dans les réservoirs séminaux peut réagir sur la raison; ce que prouvent suffisamment les rêves érotiques et les pollutions nocturnes qui en sont l'effet, et qui sont d'autant plus fréquents que l'activité de l'appareil génésique est plus grande.

L'appétit vénérien factice est, avons-nous dit, presque toujours le résultat fâcheux de la dépravation ou d'influences pathologiques; cependant d'après la description que nous venons de faire, la trop grande continence pourrait bien le faire naître. La même cause amène souvent la manie érotique : tandis que la dépravation et certaines influences pathologiques ont plutôt pour résultat le satyriasis.

L'érotomanie consiste dans un amour excessif, tantôt pour un objet connu, tantôt pour un objet imaginaire.

L'érotomanie, dit Esquirol, est au satyriasis ce que les affections chastes sont au libertinage.

L'érotomane suppose à l'objet aimé les charmes les plus séduisants, il entretient tout le monde de son amour et se livre aux dernières extravagances relativement à son idole. Au contraire, il est taciturne, parfois mélancolique, il perd l'appétit, refuse toute nourriture et succombe dans le marasme. Tel est l'exemple bien connu du jeune Antiochus, amoureux de sa belle-mère, et raconté par Erasistrate.

L'érotomanie conduit à la manie et au suicide, aussi le mariage est-il le meilleur remède que l'on puisse employer dans cette circonstance et le plus promptement possible, malheureusement cette ressource est souvent trop tardive; ainsi qu'il arriva pour une jeune personne intéressante de Lyon, amoureuse d'un de ses parents dont on exigea l'éloignement; elle tomba dans la mélancolie, resta silencieuse, et refusa toute nourriture. Le cinquième jour on consentit à l'unir à celui qu'elle aimait, mais ce fut inutilement, elle mourut le sixième.

L'appétit vénérien factice a pour résultat plus immédiat, avons-nous dit, le satyriasis qui consiste dans un désir ardent et insatiable du coït, avec possibilité de le répéter un grand nombre de fois.

La masturbation est le prélude ordinaire du satyriasis, surtout lorsquelle est accompagnée de l'habitude de pensées libidineuses. La vue des nudités, des peintures et sculptures non drapées sont encore une cause occasionnelle du satyriasis.

Mais lorsque cette hideuse maladie est le résultat d'une continence longtemps comprimée, elle peut avoir les résultats les plus déplorables.

Ainsi chez de pareils sujets la vue d'une personne de l'autre sexe peut développer un besoin terrible, indomptable du coït, pareil à l'ictus épileptique : ce besoin peut se manifester subitement, de là le viol, voire-même le meurtre pour arriver à la satisfaction d'une impulsion d'autant plus irrésistible, qu'elle a été plus subite, après une longue compression.

Les fastes judiciaires ne nous fournissent que trop souvent d'aussi tristes exemples et le scandale de ces procès est d'autant plus affligeant qu'ils se recrutent précisément dans une classe de la société dont la conduite exemplaire et la chasteté sont en France surtout, un sujet d'édification.

Arétée a décrit un satyriasis beaucoup plus violent et qui fait périr les sujets en peu de jours. Le malade représente, d'une manière frappante, le satyre comme nous le décrit la Fable. Le pouls bat avec violence, envain le malheureux répéte le coït il n'en éprouve aucun soulagement ; les parties génitales sont couvertes de sueur, elles sont rouges et enflammées. Le malade est furieux , il profère les propos les plus obscènes, provoque au coït toutes les femmes, ou bien il se masturbe avec acharnement, d'après Arétée cette maladie attaque surtout les jeunes gens.

Buffon cite un exemple de satyriasis chez un homme que des motifs religieux et une volonté très-énergique retenaieut dans la continence.

L'erotomane , et à plus forte raison le sujet attaqué de satyriasis, n'est rien autre chose qu'un aliéné qu'il faut placer dans un maison de détention ; car, que l'appétit vénérien soit le résultat d'une affection pathologique ou d'une continence forcée, le sujet est aussi dangereux que l'épileptique ; la vue d'une personne du sexe féminin pouvant déterminer chez lui une impulsion aussi subite que l'ictus épileptique, et le portant comme une brute furieuse vers sa victime.

Il peut même arriver, comme dans l'épilepsie, que la passion assouvie, le crime commis, s'il y a eu crime, le sujet revienne à la raison pour déplorer son accès de folie.

L'habitude de la masturbation, qui succède à une longue compression des désirs vénériens, peut porter les sujets à des excès qui n'impliquent pas absolument la différence des sexes pour déterminer un amour effréné, insensé et criminel ; c'est ce qu'atteste toutes les infamies des pédérastes et des sodomites.

Mais peut-on regarder comme jouissant de la raison ces hommes longtemps comprimés par les devoirs et qui, d'une complexion permettant à l'organisme l'accomplissement énergique de ses fonctions, sont surpris se livrant à des actes d'immoralité que la simple réflexion devrait réprimer. Le malheureux, que l'aveugle passion amène à des actions honteuses sur de jeunes enfants, n'aurait il pas été arrêté s'il avait été éclairé par sa raison qui l'aurait averti de l'indiscrétion de ses victimes ?.....

Sans aucun doute, le vice peut être le plus souvent le mobile de pareilles infamies, mais le coupable a pu aussi n'obéir qu'à l'impulsion aveugle de l'instinct ; impulsion poussée, au moins momentanément, jusqu'à la folie : le besoin physique a d'abord vaincu la vertu de ces malheureux, pour ensuite, égarer leur intelligence.

Ainsi commande impérieusement l'instinct ; malheur à celui qui ne sait pas en combattre efficacement la puissance, bien plus malheureux encore celui qui n'a pas été muni, dans son enfance, d'armes efficaces pour une pareille lutte : et ces armes, tout le monde le sait, ne consistent que dans une éducation religieuse qui imprime, dès l'enfance, les sentiments de morale, de dignité et d'honneur.

XII

APPÉTENCE VÉNÉRIENNE CHEZ LA FEMME.

Les études de Sténon, sur les organes génitaux des mammifères, le conduisirent à reconnaître des œufs dans les ovaires des femelles.

Van-Horn donna donc le nom d'ovaires aux prétendus testicules de la femme.

Coste, en 1834, compléta toutes ces découvertes faites avant lui en démontrant l'existence d'une vésicule germinative dans l'œuf des mammifères.

L'ovaire de la femme renferme donc des œufs qui préexistent à toute fécondation et entièrement assimilables aux œufs contenus dans l'ovaire des oiseaux.

Ces œufs, en se formant dans l'épaisseur de l'ovaire, déterminent autour d'eux la formation de petites vésicules qui, d'abord imperceptibles, ne sont formées que d'une mince membrane appliquée autour de l'enveloppe immédiate des œufs.

A mesure que les œufs se développent, les vésicules, en prenant du volume, se remplissent d'un liquide qui les distend au point de dépasser la surface de l'ovaire.

Les vésicules, arrivées au terme de leur accroissement, restent stationnaires jusqu'à ce qu'elles se rompent sous l'influence de la surexcitation causée soit par la maturité de l'œuf, soit par le rapprochement des sexes.

De même que chez l'homme, relativement aux fonctions des testicules, le rapprochement des sexes déterminent chez la femme une affluence bien plus grande de liquide fourni par l'ovaire à la cavité des vésicules qui paraissent alors distendues outre mesure, et qui se déchirent à leur endroit le plus culminant où se trouve l'ovule recueilli à ce moment par l'épanouissement de la trompe sur la vésicule. L'œuf ainsi saisi par la trompe est transporté dans l'utérus d'où il est expulsé s'il n'a été préalablement fécondé.

L'accroissement de ces vésicules coïncide avec l'époque de la puberté, et exerce sur le caractère de la jeune fille la plus grande influence.

En effet, de même que chez le jeune adolescent, on voit les premiers symptômes de la virilité agir d'une manière si marquée sur son caractère ; de même aussi chez la jeune fille, c'est à l'accroissement de la vésicule et à l'approche de la maturité de l'œuf que l'on doit attribuer cette vague inquiétude, cette agitation insolite de la jeune fille ressentant les premières impressions de l'instinct qui viennent jeter le trouble dans son âme innocente, ignorant encore les hautes fonctions auxquelles Dieu l'a destinée.

Si nous considérons les femelles des mammifères à cette époque remarquable, nous voyons la matrice et tout l'appareil de la copulation s'injecter, sécréter certains liquides et subir des changements qui les approprient au rôle important que cet appareil est appelé à jouer.

A ce moment, l'instinct de la reproduction s'éveille sans réserve et devient si impérieux que ces femelles, qui jusqu'alors évitaient les mâles, les recherchent et cèdent à leurs poursuites.

Avec cette déchirure de l'ovule, comme nous venons de le décrire, l'admirable prévoyance du Créateur a fait coïncider une série de phénomènes qui devaient nécessairement assurer à l'œuf fécondé son accroissement et la formation d'un être nouveau.

Ainsi, les phénomènes qui accompagnent la chute de l'œuf coïncident, chez la femme, à une hémorrhagie à laquelle elle est soumise tous les mois. En même temps, la membrane interne de l'utérus acquiert une épaisseur anormale dans les duplicatures de laquelle l'œuf fécondé devra se greffer.

S'il n'y a pas eu conception, cette membrane ainsi que l'œuf devront être expulsés de l'utérus et entraînés à la suite de l'hémorrhagie périodique, ce qui n'existe pas dans le cas contraire, l'hémorrhagie n'ayant pas lieu.

En même temps que ces phénomènes périodiques apparaît une tuméfaction notable des mamelles, une excitation de tout le système génital; cette excitation se fait même sentir sur l'organisme tout entier ; aussi, à ce moment, la femme est-elle plus sensible, plus impressionnable.

Tous ces faits bien établis, on peut se demander à quoi pourrait servir d'avoir fait naître chez la femme et les autres animaux la périodicité de phénomènes aussi compliqués que ceux de l'ovologie, si l'être chez lequel ils s'accomplissent ne devait ressentir un besoin impérieux d'en tirer un parti dont l'importance doit être proportionnée à la complication de ces fonctions.

Ainsi, celui qui a fait naître la périodicité de ces phénomènes génésiques devait donc la faire accompagner d'une appétence nécessaire à leur utilité ; c'est ce qui constitue l'entraînement irrésistible d'un sexe vers l'autre, lorsque est arrivé l'époque de la puberté , entraînement qui est le sûr garant de la multiplicité de l'espèce.

Aussi, chez les animaux, la puissance du jeu organique de l'appareil génésique est-elle absolue, et si, chez l'homme, elle ne paraît pas telle, c'est qu'elle est tempérée par la raison qui, chez lui, combat l'appétence instinctive.

Ce cri impérieux de l'instinct constitue, comme pour les autres organes, un besoin subordonné à l'état idiosyncrasique des sujets et à l'état d'intégrité ou morbide des organes.

Ainsi, à l'état de santé, les besoins génésiques sont d'autant plus énergiques que les organes sont doués d'une activité plus grande, en raison d'une organisation plus forte.

La surexcitation d'un groupe organique quelconque peut réagir sur les besoins dont il est le centre et en augmenter la force et la violence. C'est ainsi que se manifeste souvent le besoin de la copulation poussé jusqu'à la perte de la raison chez des femmes soumises à diverses affections du groupe génésique.

Nous avons dit que l'évolution périodique de l'œuf était accompagné d'une surexcitation nerveuse ou inflammatoire qui était susceptible d'apporter une modification plus ou moins profonde, non-seulement sur les organes qui en dépendent, mais encore sur l'organisme entier.

L'utérus reçoit ses nerfs du plexus hypogastrique ce qui explique facilement ses sympathies avec tout l'appareil des organes abdominaux. Aussi voyons-nous les accidents spasmodiques qui se manifestent au moment de l'évolution de l'œuf, chez les femmes privées du coït, réagir sur tout l'organisme. Ces spasmes nerveux peuvent être plus ou moins sensibles, plus ou moins violents, selon les difficultés qu'éprouve l'accomplissement de ces fonctions.

Les accidents qui naissent des difficultés résultant de l'évolution de l'œuf sont, avons-nous dit, de deux natures différentes. Ainsi, s'ils sont de nature inflammatoire, ils font naître chez la femme un état d'érétisme qui caractérise l'hystérie et peut amener la nymphomanie ; mais s'ils sont d'une nature purement nerveuse, leur marche est toute différente et ils constituent l'état chlorotique.

La chlorose se manifeste ordinairement chez les personnes du sexe qui vivent dans la plus grande réserve et qui montrent le plus de retenue. Ainsi, les femmes qui vivent dans la privation, celles qui s'imposent des macérations, celles renfermées dans les cloîtres, éprouvent ces accidents d'une manière presque constante.

En effet, que faut-il pour que l'œuf arrivé à maturité puisse suivre son évolution ?... Deux choses, nous l'avons déjà dit, ou une constitution susceptible d'imprimer à l'organisme une marche régulière, ou une surexcitation sexuelle qui est le complément des phénomènes qui s'opèrent à cette époque dans les organes génitaux de la femme. Or, peut-il en être ainsi chez les vierges ou les femmes éloignées de la société, vivant dans la retenue, soumises à un régime qui altère la constitution au lieu de la fortifier, et chez qui tous les organes sont dans un état de langueur ?... Non assurément, aussi l'érétisme qui accompagne la menstruation n'ayant point été suffisant pour produire la chute de l'œuf, il en résulte pour tout le système génésique, un état nerveux, un trouble qui se communiquent à toute l'économie ; ce qui donne lieu à ces spasmes, à ces vapeurs qui vont jusqu'à altérer la raison, et si cet état morbide persiste, on voit survenir, outre les accidents de la chlorose, cette affection nerveuse désignée sous le nom de catalepsie ou au moins tous ses diminutifs, qui sont le complément des symptômes chlorotiques, comme l'hystérie est celui des symptômes d'irritation du système génésique et surtout des ovaires.

La chlorose est une maladie caractérisée par un changement dans toute l'habitude extérieure, coloration blanche, verdâtre ou jaunâtre de la face, diminution presque complète des globules rouges du sang, troubles de la circulation, accidents nerveux de tout genre, atonie des viscères et prostration plus ou moins marquée. Suppression de la menstruation. Cette affection est particulière à la femme et ne se rencontre jamais chez l'homme, qui peut être anémique, mais jamais chlorotique. Or, toute affection particulière à la femme ne peut avoir pour cause qu'une modification dans les fonctions sexuelles.

Le propre de toutes les affections nerveuses chez les femmes est de les rendre impressionnables, irritables. Leur caractère s'aigrit, elles ont les idées les plus singulières. Du reste cette singularité du caractère se retrouve dans toutes les circonstances où l'utérus est susceptible d'éprouver quelque névrose. Ainsi, dans le commencement d'une grossesse où toute une révolution surgit dans le système génésique, nous retrouvons chez la femme les idées les plus bizarres, les appétences les plus anormales. On rapporte l'histoire d'une femme qui désirait manger l'épaule du boucher chez qui elle venait faire ses approvisionnements. On a vu des femmes manger impunément de la craie, des viandes fumées, crues.

J'ai connu une jeune femme enceinte qui put manger deux douzaines de sardines salées, crues.

Si la chlorose persiste et devient chronique, on voit assez souvent apparaître sur la peau et d'abord à la poitrine et aux avant-bras des tâches pétéchiales, une certaine fongosité des gencives, ce qui constitue un véritable commencement de scorbut; mais en même temps que se manifestent ces phénomènes, souvent apparaissent dans l'imagination certains troubles, certaines bizarreries que j'ai toujours vus coïncider et d'une manière invariable avec les granulations du col de l'utérus. Du reste, ces deux phénomènes concomitants de la chlorose, se manifestent également pour toutes les affections du col utérin. C'est un fait que j'ai depuis bien longtemps consigné dans mes différents écrits, et qui se manifeste invariablement, que cette ulcération soit le résultat d'une métrite chronique, ou d'une simple atonie générale. J'ai personnellement observé un grand nombre d'aliénations mentales qui n'avaient d'autres causes que la chlorose et qui cédaient assez vite à une médication tonique et aux ferrugineux, quant à l'influence, sur la raison, des affections utérines avec ulcération ou même avec simple érosion, elle est devenue pour moi un fait tellement positif, que chaque fois qu'une femme se présente à moi avec quelque trouble dans l'imagination, le toucher m'a invariablement fourni une ulcération plus ou moins considérable du col utérin.

Ce symptôme déplorable des ulcérations du col utérin cesse avec la cause qui y a donné lieu; c'est ce que mes soins spéciaux sont à même de vérifier tous les jours.

Les accidents nerveux qui naissent de causes inflammatoires présentent les mêmes symptômes à un degré beaucoup plus tranché et constituent plus spécialement ce que l'on nomme l'hystérie.

L'hystérie se remarque chez les femmes pléthoriques et robustes, mais aussi et surtout chez les femmes brunes, sèches et nerveuses. La dysménorrhée peut être rangée au nombre des causes de cette affection. En effet, les hystériques ont ordinairement des coliques plus ou moins violentes au moment de la menstruation, qui s'effectue mal ; de là une irritation plus ou moins considérable de l'appareil génésique.

L'hystérie, bien souvent, a pour cause la masturbation. Elle revêt le plus souvent la forme convulsive lorsqu'elle se manifeste à l'époque de la menstruation. Dans l'intervalle de cette fonction physiologique, les symptômes hystériques se manifestent quelquefois sous les formes les plus bizarres. Les fastes judiciaires, surtout depuis quelques années, ne mettent-ils pas au jour les faits les plus extraordinaires ?...

L'hystérie née d'habitudes vicieuses, de même que l'épilepsie, peut entraîner à commettre les actions les plus blâmables, de même qu'elle peut conduire à l'accomplissement des actes les plus contraires à la morale.

Toutes les femmes hystériques sont nerveuses, mobiles, très-susceptibles, d'une imagination inquiète, irrascible, opiniâtres et quelquefois vindicatives, surtout si elles sont vicieuses, peu capables d'occupations sérieuses, la plupart sont mélancoliques, solitaires, surtout celles livrées à la masturbation , riant ou pleurant pour les motifs les plus futiles, et souvent sans causes appréciables.

Malgré ce que dit Georget, les hystériques sont peu aptes à la conception, ce qui se comprend facilement puisque leur maladie naît précisément de désordres dans les organes génésiques.

Ainsi que je l'ai dit plus haut, l'hystérie a souvent pour cause des habitudes vicieuses; on peut l'attribuer aussi à une imagination trop active, à la lecture de romans, à un amour contrarié, à la jalousie, à des conversations sentimentales, à la fréquentation des théâtres, toutes causes d'appétences génésiques.

Ainsi l'hystérie peut donc avoir des causes entièrement opposées; car la continence peut aussi elle causer l'érétisme nerveux des organes de la génération, soit en donnant lieu à une irritation purement nerveuse, soit à une irritation inflammatoire.

L'hystérie n'implique pas d'une manière absolue la perte de la raison, mais il est plus que probable que chez les personnes hystériques, à l'approche de la menstruation, il peut s'accomplir bien des actes non raisonnés.

Maintenant, chez les femmes adonnées aux habitudes vicieuses, l'hystérie peut établir un trouble permanent de la raison qui fait place aux sentiments instinctifs les plus honteux; c'est alors que l'on voit apparaître tous les symptômes de la nymphomanie. Toutefois la nymphomanie comme l'hystérie n'exige pas nécessairement les symptômes aigus pour entraîner l'abandon de la raison au profit de l'empire honteux des sentiments instinctifs. Au contraire, elle a recours souvent aux calculs les plus cachés, à la ruse et à tout le raffinement de l'hypocrisie pour arriver à l'assouvissement de ses désirs honteux.

Si c'est une femme qui a encore les dehors des sentiments moraux, on la voit s'abandonner aux calculs les plus menteurs pour arriver à une satisfaction toute éphémère de ses désirs, tout en conservant quelque semblant de pudeur. C'est une assertion que je suis à même de constater bien souvent dans l'exerice de ma profession toute spéciale. J'ai en effet bien souvent été consulté pour des affections purement imaginaires et dont la révélation n'avait d'autre but que de provoquer des attouchements qui, bien loin d'éteindre un feu dévorant, ne faisaient que de l'animer.

Mais malheur au médecin qui aurait l'air de s'apercevoir d'une pareille supercherie, il deviendrait à l'instant l'objet d'une haine d'autant plus violente, qu'elle aurait pour cause les plus viles et les plus dégoûtantes passions, l'hypocrisie, le mensonge, et le libertinage. La trinité du vice.

Qu'on ne s'imagine pas que je veuille parler ici de femmes sans mœurs, bien au contraire; certaines personnes vertueuses, vivant dans la continence, dans le calcul aveugle que suscite leurs malheureuses passions, ne pensent-elles pas que les soins d'un médecin spécial les absout de tout motif honteux?... Triste calcul qui, pour bien des médecins peut amener souvent de bien grandes peines, car rien ne peut être plus dangereux pour eux que les soins à donner à de pareils sujets.

La femme, dans l'accomplissement physiologique des phénomènes sexuels, est un être purement passif tant qu'elle est dans un état de santé normal. Au contraire, sitôt que, dans l'accomplissement de ses fonctions, l'instinct vient à remplacer la raison, il existe infailliblement un état pathologique des organes de la génération qui n'échappe jamais à un médecin expérimenté.

OBSERVATION CURIEUSE

D'une jeune fille hystérique par suite d'habitudes vicieuses.

En 1859, vint me trouver à Nantes une jeune fille des environs de Beaup... nommée Jeanne...

Cette jeune fille accusait, dans la région hypogastrique, des douleurs extrêmement vives qui, disait-elle, l'empêchaient de marcher, ce qu'elle ne pouvait faire qu'avec la plus grande peine et seulement en traînant les pieds l'un devant l'autre, de manière à n'avançer que de quelques centimètres à chaque pas. Aussi restait-elle constamment couchée, et était-elle incapable de s'occuper des soins du ménage. Elle était prise, en même temps, d'une aphonie qui permettait à peine d'entendre ce qu'elle disait.

Cette fille, âgée de 24 ans, grande, bien faite, avait toute la fraîcheur dénotant la santé la plus florissante; elle affectait la plus grande piété, et devenue un objet de compassion dans son pays, elle était constamment entourée des sœurs de charité qui lui prodiguaient tous leurs soins.

Des yeux vifs, mais profondément cachés sous une arcade sourcilière épaisse, dénotaient la plus profonde hypocrisie, pendant que des traits fortement accentués indiquaient la plus grande opiniâtreté; je fus donc mis immédiatement en méfiance à l'égard de cette malade, dont l'état de santé général contrastait si étrangement avec le mal dont elle se plaignait.

Interrogée sur l'état de la menstruation, elle me dit éprouver, à cette époque, des douleurs violentes, et m'accusa tous les symptômes d'une métrite chronique, ce qui aurait justifié, jusqu'à un certain point, les difficultés qu'éprouvait la locomotion, si la fraîcheur de la malade n'avait contre-indiqué toute espèce de maladie grave.

En effet, le toucher vaginal vint tout éclaircir, car non seulement je ne trouvai qu'une affection légère du col utérin (ulcération légère avec inflammation), mais l'état des organes génitaux, le sentiment de volupté non dissimulée que produisit le toucher m'indiquèrent suffisamment que j'avais affaire à une affection simulée, et aussi à une fille hystérique ayant des habitudes vicieuse.

Maintenant il s'agissait pour moi de trouver le motif d'une semblable fraude, ce que je me proposai de faire en soignant l'affection du col utérin, qui, selon moi, n'était que le résultat d'une masturbation habituelle ; car non-seulement le toucher qu'elle cherchait à prolonger sous de vains prétextes, mais encore le spéculum dont je faisais usage pour lui donner mes soins étaient pour cette fille l'occasion de sensations voluptueuses.

J'étais, en outre, souvent demandé la nuit près d'elle par les personnes qui couchaient dans la même chambre et alors je la trouvais dans de véritables accès de nymphomanie.

Pendant que je prodiguais mes soins à cette fille, ayant à soigner, en même temps des personnes voisines de sa demeure, je dus chercher quel motif intéressé elle pouvait avoir de jouer une pareille comédie. Or, voici ce que je pus découvrir.

Le père de Jeanne occupait une ferme partagée en deux, chaque portion étant louée séparément. Cet homme était resté veuf avec plusieurs enfants dont un garçon était alors âgé de 26 à 28 ans; Jeanne était l'aînée des filles, aussi avait-elle la direction de la maison.

Il est d'usage, en Vendée, que la ferme soit transmise à l'aîné de la famille; le père songeait donc à marier son fils, ce qui aurait obligé Jeanne à sortir de la ferme pour aller en service.

Cette pensée, qui la révoltait, fit naître plusieurs scènes intérieures qui forcèrent le père à ajourner ses projets. Cependant Jeanne, voyant bien qu'il lui faudrait céder tôt ou tard, ourdit un projet infernal et se mit en mesure de l'exécuter avec une persévérance et une audace dont peu de grands criminels sont vraiment capables. Ce projet consistait à ruiner le voisin pour être à même de le remplacer dans sa ferme. Mais afin de n'être pas forcée de quitter la maison paternelle, elle se plaignit de douleurs de jambes et feignit de ne pouvoir marcher. Elle accusa en même temps des serrements à la gorge qui l'empêchaient de parler. Le malheureux père eut vainement recours à tous les médecins et à tous les empiriques, le mal sembla toujours augmenter et la malade ne quitta plus le lit.

Les choses en étaient à ce point lorsqu'une nuit la récolte du voisin fut la proie d'un violent incendie.

Le malheureux voisin avait deux enfants sourds muets; on les accusa d'avoir mis le feu. Certains soupçons planèrent bien sur Jeanne; mais elle était si pieuse, toutes les bonnes sœurs en faisaient un si grand cas; et puis elle ne pouvait plus, depuis longtemps, quitter son lit, et pourtant les soupçons portés contre Jeanne avaient bien ému l'esprit public, puisque ses voisins m'en avaient fait part.

Cette infernale comédie durait depuis trois ans, et déjà deux récoltes avaient été livrées aux flammes. Avec ce que je connaissais, en fallait-il davantage pour m'éclairer sur les projets de la prétendue malade ; quelqu'un autre que Jeanne avait-il intérêt à ce que le voisin fût ruiné?... Pourquoi simuler une maladie qui excluait de sa part toute possibilité de locomotion alors que la santé générale était des plus florissantes?... N'était-ce pas évidemment pour détourner tout soupçon?...

Cependant la guérison du col utérin était obtenue, et du reste sa maladie n'avait pu en rien motiver la difficulté de la locomotion. La malade consentait bien à allonger un peu plus ses pas; mais elle avertissait que, lors même qu'elle obtiendrait un soulagement plus marqué, elle était bien sûre de retomber.

En présence d'une pareille fourberie, je dus déclarer à la prétendue malade toute ma pensée, sans oublier mes soupçons ; je la menaçai en même temps d'instruire sa famille.

La colère de Jeanne ne connut plus de bornes ; elle en arriva avec moi jusqu'à la menace de me frapper; mais, dans son animation et dans l'inquiétude que lui firent éprouver mes révélations, elle oublia son rôle et put impunément parcourir les rues de Nantes; ses imprécations firent également cesser son aphonie. Toutefois elle trouva le moyen d'empêcher ses parents de m'aborder.

Trois mois après son départ de Nantes le feu détruisait, pour la troisième fois, la récolte du voisin, et une jeune domestique était condamnée comme incendiaire.

Était-elle coupable; ou bien mes prévisions étaient-elles justes?...

Toutefois il paraîtrait que, sur les recommandations des âmes pieuses qui s'intéressaient à cette malade, un jeune médecin, plus crédule que moi, aurait conduit cette fille à Paris où elle aurait séjourné assez longtemps, pour en revenir dans l'état où on l'avait menée.

Qui ne connaît l'histoire de cette jeune fille qui, pour se faire épouser par son amant, feignit d'être devenue mère, et vint à Paris voler audacieusement un enfant au milieu même du jardin des Tuileries?

Traduite en Cour d'assises, elle fut acquittée comme hystérique.

Je connais une jeune femme, issue d'une honnête famille, livrée dès son bas âge à l'onanisme, qui finit par tomber dans une véritable nymphomanie, provoquant audacieusement jusqu'aux domestiques de son père et les introduisant la nuit dans sa chambre à coucher.

Échappée de la maison paternelle, elle se sauva dans une ville où elle devint un sujet de scandale pour toutes les personnes qui la connaissaient.

Ayant voué à sa famille une haine d'autant plus profonde qu'elle avait été plus ingrate envers elle, elle ne craignit pas d'en compromettre la tranquillité, en accusant son malheureux père, revêtu des insignes de l'honneur, d'avoir été le premier auteur de ses débauches, et de crimes plus épouvantables encore, s'il était possible ; elle ne ménagea, dans sa rage, ni sa mère, la bonté même, ni une jeune sœur digne de tous les respects, et les outragea par les calomnies les plus affreuses.

Tous ces crimes tendaient à cacher ses désordres aux dépens de ce qu'elle aurait dû avoir de plus cher, et à conserver pour elle l'estime du public auprès duquel elle se posait en victime.

Je pourrais citer d'autres observations plus ou moins intéressantes, mais celles-ci peuvent résumer toutes les autres et démontrer à quels excès peut pousser l'hystérie.

Maintenant quel remède apporter à tous ces cris si impérieux de l'instinct?... Les soins du médecin sont hélas, en pareil cas, bien peu efficaces là où les soins moraux ont échoué; néanmoins où le trouble de la raison indique une affection pathologique les soins du médecin deviennent indispensables. Malheureusement si de nos jours la pathologie générale a fait de grands progrès, l'étude des maladies des femmes est restée, quant au traitement du moins, complétement abandonnée à la nature, voire même à l'empirisme. Tant d'obstacles s'opposent à l'étude de ces maladies!... Car quelle femme, en effet, voudrait se livrer à l'examen des jeunes étudiants?... Aussi les jeunes médecins arrivent-ils dans la pratique sans avoir pu se rendre un compte exact de cette branche de notre art, qui, si elle est la plus difficile, est aussi la plus importante, puisqu'il s'agit de maladies qui attaquent la génération dans son principe.

XIII

INFLUENCE DES AFFECTIONS ORGANIQUES DE L'ENCÉPHALE SUR LA RAISON.

D'après l'énonciation de ce titre nous ne devrions pas aborder ici la question des manies qui forment un cadre nosologique tout particulier; mais nous ne pouvons passer sous silence les discussions académiques survenues au sujet des travaux admirables de MM. Baillarger et Brière de Boismont sur la manie ambitieuse, comme prélude de la paralysie générale, non plus que celles sur l'épilepsie provoquées par les conclusions de M. le professeur Trousseau au sujet de cette affection.

Déjà MM. Esquirol, Baile, Foville, Calmeil avaient signalé comme caractère essentiel de la paralysie générale cette forme spéciale de délire que l'on appelle délire des grandeurs.

Aujourd'hui l'exactitude de ces observations est telle que la seule manifestation de ce délire chez un maniaque suffit pour faire prédire la paralysie générale plusieurs mois et même plusieurs années à l'avance. Ce genre de délire tient donc à une affection organique de l'encéphale, affection dont les symptômes se manifestant sous la forme du délire ambitieux, peuvent être observés et combattus.

M. Brière de Boismont a constaté comme symptômes de début dans la manie ambitieuse, une irritabilité plus grande, des mouvements d'impatience, de colère, de violence, en même temps la perversion des sentiments moraux et affectifs. Les personnes qui s'étaient montrées jusque-là religieuses, de mœurs pures, probes, présentent les contrastes les plus opposés, et malheureusement les parents, les amis ne se doutent pas de la perturbation mentale qui est survenue graduellement et inaperçue.

De ces perversions la plus remarquable est la manie du vol ; c'est aussi celle qui rapproche le plus le malheureux de l'issue funeste dont ils est menacé ; car déjà il se croit riche, puissant et maître de tout ce qu'il voit; ce qui le pousse à se l'approprier sans remords.

Cette question peut avoir en médecine légale la plus haute portée.

En effet, combien les familles surprises, désolées, honteuses d'actes d'indélicatesse, de débauche, auxquels nul antécédent ne les avait préparées, seraient heureuses d'avoir à constater une maladie mentale, curable parfois, là où elles craignaient d'avoir à rougir d'actions souvent infâmes.

La conséquence de cette période de la maladie peut être, pour les familles, des plus désastreuses. Car le malade est alors facilement entraîné dans les spéculations les plus ruineuses.

Mais il est un autre symptôme assez fréquent chez ces malheureux c'est la facilité avec laquelle ils tournent au dérèglement les plus honteux, alors que leur conduite avait été jusque-là tout à fait exemplaire.

Aussi, si chez un individu âgé de 35 à 45 ans offert à l'examen du médecin, se trouvent en même temps les excès sexuels et intellectuels, l'hérédité réunis à une congestion cérébrale préalable, un simple étourdissement même, des vertiges; il y a lieu de présumer des suites graves. Bientôt du reste surviendront l'affaiblissement des facultés intellectuelles, des aberrations et pertes de mémoire ; le travail n'aura plus la même netteté ni la même précision.

A ces graves préludes viennent se joindre un tremblement passager des lèvres, un embarras à peine sensible dans la langue, et quelquefois à de longs intervalles une certaine hésitation à prononcer une lettre.

Ainsi les individus qui à une époque déjà avancée de la vie offrent un changement de caractère, de conduite, en un mot qui commettent des actes en désaccord avec leurs antécédents, ne sont donc pas sains d'esprit.

Aussi la loi n'admet-elle pas la prodigalité de ces vieux libertins qui, se laissant capter par d'adroites Messalines, paient de leur fortune leurs dernières jouissances charnelles et dépouillent leurs familles.

Combien de fois, en voyant ces riches vieillards afficher leur libertinage honteux, ai-je à l'avance prévu une catastrophe qui ne se laissait jamais attendre longtemps.

M. G... de Brissac, pauvre percepteur de village et n'ayant d'autre fortune que sa place, se croit tout à coup devenu millionnaire, il se rend à une adjudication où il achète une forêt de plusieurs centaines de mille francs, puis devenu fou furieux, parce qu'on ne veut pas croire à ses prétendues richesses, meurt, deux années après, d'une paralysie générale.

Qui ne se rappelle ce notaire de Paris, M. Outre..., marié à une femme jeune et jolie?... Cet officier ministériel fait tout à coup des spéculations hasardeuses, puis une faillite de trois millions, est condamné à trois ans de prison, tombe en paralysie pendant son procès et meurt d'une paralysie générale la seconde année de sa peine.

M. P..., de Paris, honorable père de famille, dévoré de l'ardeur du travail pour procurer un avenir à ses enfants qu'il adore, passe les nuits à son bureau, est pris d'abord de vertiges qui passent inaperçus; mais en même temps, sa conduite, jusque là si exemplaire, se dérange, il communique à sa pauvre compagne le mal que lui ont procuré ses débauches, puis est bientôt frappé d'une première attaque d'apoplexie qui le rend paraplégique.

Dans cet état, aux désordres de sa conduite qui ne lui laissent plus même respecter ses propres filles, vient se lier le désordre de ses affaires, il succombe enfin à une paralysie générale.

Citerai-je M. de M..., de Nantes, d'une honorable et noble famille, paralysé, jeune encore, après avoir été pourvu d'un conseil de famille pour ses prodigalités et son libertinage?...

Mais terminons cette série de citations par un fait que j'ai retrouvé il y a quelques années dans un petit journal de province.

On écrit de Marjevols, le 19 avril 1862 au *Messager du Midi*.

« Notre petite ville, ordinairement si paisible, a été douloureusement émue aujourd'hui en voyant entrer dans ses murs, sous l'escorte de la gendarmerie et les menottes aux mains, le jeune comte d'X..., rejeton d'une illustre et riche famille qui possède un grand établissement d'industrie dans notre voisinage.

« Ce jeune homme était allé hier à la rencontre du 10e régiment d'artillerie venant de Toulouse et se rendant à Besançon, et comme il connaissait plusieurs officiers avec lesquels il a fait la campagne d'Italie, le colonel l'invita au dîner qui avait été préparé à la Canourgue, où le régiment fit étape.

« Au dessert et après avoir vidé quelques bouteilles de champagne offertes de part et d'autre, le comte prit subitement congé de ses convives, sous prétexte de profiter de la diligence de Rodez à Montpellier, qui passait en ce moment; mais à peine avait-il pris sa place dans le coupé, que le capitaine trésorier du régiment s'aperçut que sa sacoche venait de disparaître; aussitôt ses soupçons se portèrent sur son ancien camarade qui fut invité à descendre de voiture et qui, sans aucune hésitation, avoua être l'auteur de l'enlèvement de la caisse du régiment. »

Ces aveux et la restitution de la somme soustraite ne suffirent pas, et le colonel requit la gendarmerie de la Camourgue, qui procéda à l'arrestation de l'inculpé, qui vient d'être écroué ici et mis à la disposition du procureur impérial.

Cette arrestation a donné lieu à une correspondance télégraphique active avec Paris, d'où on annonce le départ pour Marjevols du duc de X..., tuteur de X..., pourvu d'un conseil judiciaire pour cause de prodigalités et de dissipations habituelles.

Pour un médecin observateur, pour un aliéniste, ce fait n'offrirait-il point un sujet sérieux d'étude?...

Ce jeune homme, de haute naissance, qui commence par la dissipation et le libertinage, pour arriver, malgré une grande fortune, à la bassesse, à la dégradation et au vol, n'est-il point sous le coup d'une encéphalite latente?... S'il n'est épileptique?...

XIV

INFLUENCE DE L'ÉPILEPSIE SUR LA RAISON.

Les malades atteints de cette affreuse maladie ne peuvent, dit Merlin, remplir la destination humaine.

Cependant des hommes extrêmement distingués ont été dits épileptiques. Au dire de Plutarque, Jules César était épileptique. Pétrarque mourut dans une crise nerveuse. Mais n'a-t-on point confondu, chez ces grands hommes, l'épilepsie avec des crises nerveuses d'un autre genre?... Toutefois Pierre le Grand, Mahomet, dits épileptiques, ont transmis cette affection à leurs enfants; ce qui ne pourrait laisser aucun doute sur le caractère de leur affection, si leurs excentricités, leurs fureurs n'étaient pas une preuve suffisante.

Cependant le coït, chez certains hommes, ne peut s'accomplir sans crises nerveuses, pouvant être confondues avec l'épilepsie; ce qui est arrivé, dit-on, chez le chef illustre d'une dynastie régnante.

Il n'est pas de médecin qui ne connaisse le vrai mal épileptique, celui qui se traduit invariablement par le cri initial, projection à terre, convulsions rapides et violentes, coma profond, écume à la bouche.

Mais l'épilepsie n'est pas toujours franche et se traduit souvent par des symptômes tout à fait insolites.

L'une des variétés, la plus commune et la moins connue, de l'épilepsie est le vertige épileptique.

Malgré sa durée si courte, son instantanéité, le vertige épileptique est aussi grave, aussi dangereux que l'épilepsie elle-même; il conduit également à l'accomplissement d'actes dommageables, ou tout au moins, à des excentricités; car, après cette attaque vertigineuse, il est assez commun de voir les malades délirer pendant assez longtemps.

L'épilepsie est souvent méconnue, parce que les accès se produisent pendant la nuit et ne peuvent être observés.

Le malade qui a été pris d'un accès nocturne en est quitte pour ressentir, au matin, de la lassitude dans les membres, de la pesanteur de tête ; mais ce qui est bien caractéristique, ce sont les morsures à la langue qui, pendant l'accès, s'est trouvée prise entre les dents ; puis une infinité de petites taches répandues sur tout le visage, et qui ne sont que de petites ecchymoses résultant de la violente turgescence qui a eu lieu au visage.

Les annales judiciaires, dit M. Trousseau, les archives de la préfecture de police, sont remplies de suicides et de meurtres attribués trop souvent par les médecins à ce qu'ils appellent des congestions cérébrales, tandis qu'il les faut imputer à l'épilepsie.

Enfin, dit cet éminent professeur, on peut dire, sans crainte de se tromper, que si un homme, sans aucun trouble intellectuel préalable, sans avoir donné jusqu'ici signe de fureur ou de folie, sans être empoisonné par l'alcool, se suicide, ou tue quelqu'un, que cet homme est un épileptique, qu'il a eu une grande attaque, ou, ce qui est plus ordinaire, qu'il a eu un vertige comitial.

Il n'est personne dans le monde qui ne sache diagnostiquer une attaque d'épilepsie franche ou *grand mal*; mais personne assurément ne pourrait reconnaître ce que l'on nomme le *petit mal*.

Dans le *petit mal* il n'existe ni convulsions, ni turgescence de la face, ni écume à la bouche; il suffit pour le constituer d'une perte subite de connaissance, avec insensibilité générale, relâchement des muscles, chute ou seulement vacillation du tronc; la tête s'incline sur la poitrine ou se renverse en arrière; mais après cette attaque, qui souvent n'a duré qu'une minute, la connaissance revient, le malade continue l'action dans laquelle il a été interrompu sans avoir la moindre conscience de ce qui s'est passé.

Enfin Calmeil parle d'une autre forme d'épilepsie qui se rapporte au vertige et qu'il appelle *absences*.

Dans cette nuance le malade laisse tomber par terre l'ouvrage ou l'objet qu'il tenait à la main, puis sans présenter aucune particularité bizarre, il perd de vue ce qui se passe autour de lui, quoique ses sens soient éveillés; ils sont momentanément fermés aux impressions, c'est une sorte d'extase. Si dès le début on interpelle le malade, l'absence cesse, sinon il faut quelques secondes pour qu'elle cesse.

On confond facilement les attaques d'épilepsie avec les attaques d'apoplexie. C'est là une observation sur laquelle M. le professeur Trousseau s'est appesanti, et qu'il a bien clairement prouvée. En effet, comment croire à une apoplexie, lorsque, cette prétendue apoplexie se renouvelle tous les mois, sans laisser aucune trace, ni de faiblesse dans les membres, ni de paralysie ?...

En 1843, je donnais des soins, conjointement avec M. le Dr Kirwan, mon beau-père, à M. Car..., riche propriétaire à Bruyères-le-Châtel (Seine-et-Oise). Ce monsieur, âgé de 72 à 75 ans, menait une vie extrêmement sédentaire, mais se livrait à la bonne chère et était habituellement constipé. La première fois que je fus appelé près de ce malade, l'accès était passé et je le trouvai dans un état apoplectique prononcé. J'eus recours aux moyens antiphlogistiques et révulsifs avec d'autant plus d'énergie que le sujet était extrêmement fort et replet ; aussi ne resta-t-il aucune trace de son accès, ce que je ne manquai pas d'attribuer à ma médication. Mais quand je vis ces scènes se reproduire, je dus me tenir en défiance et finis par découvrir que j'avais affaire à de véritables accès épileptiques, qui se renouvelaient, surtout après des excès de table, et surtout après quelques jours de constipation.

Cet homme est mort plusieurs années après, idiot et gâteux. J'ai sous les yeux un vieillard de 85 ans, jouissant de toutes ses facultés, et qui, à chaque excès de vin qu'il commet encore ou lorsqu'il reste constipé pendant quelques jours, est pris d'accès d'épilepsie qui ne laissent après eux qu'un peu d'hébétude dans la physionomie, sans engourdissement ni paralysie.

Un fabricant des environs de Chollet (Maine-et-Loire), âgé de 40 ans, vint me consulter, il y a quelques années ; cet homme avait eu plusieurs attaques d'apoplexie, me disait-il, pour lesquelles il avait été soigné et mis au régime antiphlogistique, ce qui, dans l'espace d'un an, n'avait modifié en aucune façon ses attaques qui se reproduisaient tous les deux mois environ.

Ce malade me déclara que, depuis longues années, il faisait un usage immodéré du tabac, que lorsqu'il ne fumait pas il prisait, qu'il mangeait fort peu, était fortement constipé, que plusieurs mois avant les premières attaques, il était arrivé à un grand état d'affaiblissement, qu'il était fort pâle, toujours étourdi comme un homme ivre, ne pouvant, une fois dans la rue, tourner la tête sans être prêt à chanceler, que le régime antiphlogistique et les saignées avaient rapproché les attaques, et surtout depuis qu'on lui avait rendu le café obligatoire.

En considérant le peu de durée de ces prétendues attaques, leur innocuité sur l'état général du malade, je ne vis là que des accès bien caractérisés d'épilepsie, et je les attribuai à l'usage immodéré du tabac qui avait causé une perversion des fonctions digestives.

Je fis donc cesser cet usage du tabac, j'indiquai un régime substantiel, les ferrugineux, le vin de quinquina, les affusions d'eau froide, frictions sur la colonne vertébrale, etc...; et depuis ce moment le malade s'est complétement rétabli et n'a plus eu aucun accès.

Si maintenant nous considérons cette triste affection au point de vue médico-légal, nous verrons que l'épilepsie est loin d'offrir des indications parfaitement tranchées. Ainsi on l'a vue se déclarer par un accès soudain de manie.

Une jeune femme est amenée dans le service de M. Trousseau à l'Hôtel-Dieu ; la veille elle était en parfaite santé, lorsque tout à coup sans cause appréciable elle est entrée dans un délire maniaque des plus violents. La soudaineté de cet accès de manie fit diagnostiquer au célèbre professeur une épilepsie. On apprend que six mois auparavant la malade a eu un accès d'épilepsie à la suite duquel elle était restée hébétée ; plusieurs accès avaient eu lieu, avec les mêmes suites d'hébétude. Enfin la veille au soir elle était tombée tout à coup dans l'état où elle se présentait à l'Hôtel-Dieu, c'est-à-dire cherchant à mordre et à déchirer tout ce qui lui tombait sous la main.

M. Morel, médecin en chef de l'hospice de Saint-Yon, a publié un travail remarquable sur l'épilepsie larvée. Ce travail contient une série de faits tendant à faire connaître certains phénomènes délirants, certains actes dangereux, commis sous l'empire d'une surexcitation spéciale du système nerveux, lesquels doivent être rattachés à l'épilepsie, dont ils constituent une variété.

En somme, tout individu atteint d'épilepsie doit être considéré comme irresponsable devant la justice, lorsqu'il a commis un meurtre sans but, sans motifs plausibles, sans profit pour lui ni pour personne, sans préméditation, sans passion.

A ce sujet, M. Moreau, de Tours, cite les deux faits suivants : En 1841, dit-il, j'eus à Bicêtre, dans mon service, un homme de 25 à 26 ans, qui avait été condamné à mort pour assassinat, puis avait eu une commutation à vingt ans de réclusion. Cet homme était épileptique depuis son enfance, il avait reçu une belle éducation. Venu à Paris avec une personne qu'il devait épouser, il conçut de la jalousie et il s'ensuivit de légères altercations. Un soir après une longue promenade, ce jeune homme, qui depuis deux jours éprouvait des tourments de tête et du malaise, rentre à l'hôtel et trouve sa maîtresse plongée dans un profond sommeil ; tout à coup, il vint à penser combien il serait malheureux si cette jeune fille venait à le trahir ; il saisit un pistolet et la tue. Aussitôt il est pris d'un violent accès d'épilepsie, et les personnes qui accourent le trouvent au milieu des convulsions.

Un autre jeune homme de vingt-deux ans, dit M. Moreau, vint me consulter. Depuis cinq ans, dit ce malade, j'ai des attaques que les médecins appellent des accidents épileptiques, je ne suis malade que toutes les six semaines, j'ai quelquefois plusieurs attaques dans un seul jour, jamais je ne m'étais aperçu que cette maladie portait atteinte à ma santé, lorsqu'il y a un mois je fus saisi de la crainte de devenir fou, et en voici les circonstances :

J'avais eu une querelle futile avec un de mes amis. Deux jours après, m'étant levé assez mal disposé, la pensée de cette querelle me revint à l'esprit. Ce souvenir m'exaspère au point qu'il éveille en moi un sentiment de haine et de vengeance. Je me précipite sur un poignard, je le mets dans ma poche, je me dirige en courant vers la demeure de mon ami, dans l'intention de le tuer. Heureusement, j'avais à peine tiré le cordon de la sonnette, que j'étais pris des plus terribles attaques que j'aie jamais eues ; et ce fut mon ami lui-même qui me releva et me donna les premiers soins.

Maintenant, voici d'autres actes émanés aussi d'impulsions soudaines, involontaires, irrésistibles, expression de l'*ictus épileptique*, ce qui constitue l'irresponsabilité.

Un jeune homme va avec quelques amis dîner dans un restaurant du Palais-Royal; arrivé place Louvois, il tombe tout d'un coup à terre, se relève bientôt et se précipite sur les passants, qu'il frappe avec violence. On le conduit au poste, et pendant quelque temps, il accable d'injures les soldats, leur crache au visage. Il était épileptique, et des témoins avaient vu l'attaque qui avait précédé ces violences.

Un individu, passant sur le Pont-Neuf, tire tout à coup son couteau, et le plonge dans le ventre d'un passant qu'il voyait pour la première fois. C'était un épileptique.

Voici un autre fait, où le coupable, quoique épileptique, devait être responsable.

M. Baillarger raconte qu'un vigneron des environs de Lyon est pris tout à coup d'un frisson. Il se saisit d'une pioche et tue trois de ses enfants, qui étaient auprès de lui dans la maison; à cent pas de là, il tue aussi sa femme et son dernier enfant. Tous ces meurtres accomplis, il va lui-même se livrer à la justice. Cet homme, qui n'était point ivre, qui n'avait donné aucun signe antérieur de folie, devait donc, d'après la théorie de M. le professeur Trousseau, être épileptique ...

M. Botex, médecin chargé d'examiner ce malade, constata que quelques jours avant l'événement, cet homme avait éprouvé des vertiges et des étourdissements ; que, triste, mélancolique, il avait eu des idées de suicide : que, d'ailleurs, il aimait beaucoup sa femme et ses enfants. La folie transitoire paraissait donc bien admissible ; mais voilà qu'un témoin vient dire que, six mois auparavant, le meurtrier avait dit : qu'un homme qui tuerait sa femme et ses enfants en serait quitte pour six mois de prison, parce que les médecins le feraient passer pour fou. En outre, depuis son arrestation, il avait fait remarquer qu'un de ses enfants étant mort après sa femme, avait, par le fait, hérité d'elle, et lui de l'enfant ; le bien de sa femme devait donc lui revenir. La folie transitoire fut mise en doute. Le meurtrier, condamné à mort, eut une commutation à perpétuité.

Il ne conviendrait pas à mon sujet de poursuivre plus loin l'examen d'une pareille question, si j'en avais fait ressortir les points les plus saillants et les plus intéressants, au point de vue tant pathologique que moral et philosophique.

Ainsi, considéré au point de vue de la société, un épileptique peut-il se marier ?...

Le fait suivant, cité par M. le professeur Trousseau, pourrait répondre à cette question.

Tout récemment, dit-il, j'étais consulté par deux jeunes mariés. La dame me racontait que, peu de temps après son mariage, elle avait été réveillée subitement la nuit par des mouvements étranges que faisait son mari ; puis, tout à coup, il l'avait frappée avec une horrible violence ; et si une domestique, accourue au bruit de la sonnette, ne l'eût délivrée, elle aurait pu être grièvement blessée. Cette scène s'était renouvelée ; mais cette fois, éveillée à temps, la dame avait pu allumer une bougie, être témoin des convulsions qui agitaient son mari, et se soustraire, par la fuite, aux actes de fureur qui avaient suivi immédiatement.

De grossiers préjugés, au sujet de l'épilepsie, courent le monde ; ils sont acceptés avec une impardonnable légèreté. Une jeune fille est épileptique ; on s'en préoccupe peu, l'opinion étant que l'époque des règles conjurera tout le mal. Vain espoir ; un mariage se présente, on le regarde comme un remède certain, infaillible. L'hymen est célébré, la jeune femme se livre avec abandon aux caresses maritales ; les crises n'en sont que plus rapprochées. Enfin, l'enfant issu de ces tristes amours apparaît comme l'ancre de salut. L'illusion n'est pas longue : la mère accouche dans des crises qui sont loin, hélas ! de clore la scène.

Quant à l'enfant, il n'est pas mort ; mais que deviendra-t-il ?... Demandez-le à M. Brière de Boismont....

Sur 38,000 épileptiques en France, dit-il, 3,000 au moins doivent cette affreuse maladie à leurs parents atteints avant eux du *mal caduc*. D'ailleurs, les enfants qui ne sont pas épileptiques sont le plus souvent sourds-muets, et presque toujours idiots.

Si vous croyez un épileptique guéri, gardez-vous de lui conseiller le mariage ; ce serait, au contraire, le cas de le lui interdire, car rien ne peut mieux rappeler cette maladie que l'excitation du sens génital.

Un évêque de Spire, en 1775, édicta des peines sévères contre ceux qui favoriseraient le mariage des épileptiques.

Lorsqu'un des époux est épileptique, le bonheur a bientôt déserté la maison. Si c'est la femme, un jour, elle répondra aux caresses de son mari par une horrible convulsion, et en le couvrant d'une bave spumeuse et sanglante. Plus de réceptions, car on serait exposé à dévoiler les misères intérieures, par un accès foudroyant, au milieu d'une fête ou d'un repas.

Je connais une jeune femme épileptique qui, en allaitant son enfant, tomba avec lui au milieu des flammes, d'où ils furent retirés tous les deux horriblement mutilés.

Mais, laissons là cet affreux tableau et ne perdons pas de vue qu'un épileptique ne peut se marier, sans qu'il y ait danger pour lui et pour sa descendance. D'ailleurs, si la loi permet à l'épileptique de se marier, sa conscience doit le lui interdire.

XV

INFLUENCE DE L'IVRESSE SUR LA RAISON.

Post vinum immodere assumptum
delirium et coma.

L'ivresse ne doit pas être considérée seulement au point de vue de la physiologie, on doit encore l'étudier au point de vue de la morale, si fréquemment outragée par le spectacle hideux de ces êtres avinés et titubants que l'on rencontre sur la voie publique.

Chez les anciens, dans les jugements, les motifs d'atténuation n'étaient point admis dans l'ivresse, et l'on avait seulement à se prononcer sur la culpabilité ou l'innocence du prévenu.

Cependant, à une époque plus rapprochée de nous, le châtiment fut adouci, lorsque l'on pût soupçonner une cécité transitoire de l'esprit.

Et en effet, dit Orfila, dans la loi romaine, l'ivresse était un motif d'excuse. *Per vinum, pœna remittenda est capitalis.*

La loi canonique, aussi elle, admet des motifs d'atténuation pour l'ivresse, et saint Ambroise a dit : *Si per vinum deliquerunt apud judices sapientes venia quidem facta donantur sed levitatis damnantur auctores.*

Dans le délire ébrieux, dit M. Legrand du Saule, on voit d'abord les facultés de l'intelligence et les forces physiques s'exalter.

Ainsi, sentiment de bien-être, rapidité de la pensée, choix heureux d'expressions, amabilité exagérée, indiscrétion, intégrité des sens ; tel est le prélude des symptômes qui vont se dérouler.

Peu à peu, l'imagination s'éteint et fait place à la turbulence, la face pâlit ou se colore extraordinairement ; la respiration, dans cette seconde période de l'ivresse, est déjà quelquefois gênée. Il y a une céphalalgie convulsive, les sens s'émoussent, il y a incertitude dans les mouvements, embarras dans la prononciation, titubation : puis les illusions, les hallucinations, l'effervescence des passions s'accentuent à tel point que l'homme ivre, assimilable au maniaque, peut devenir aussi dangereux pour lui-même qu'il l'est pour les autres.

A cette phase de l'ivresse succède un sommeil profond, apoplectique, stertoreux. Étranger alors à tout ce qui l'entoure, l'ivrogne n'offre plus que l'aspect de la brute.

Percy et Laurent ont ainsi décrit l'ivresse convulsive, dans laquelle l'homme ivre peut être comparé à une bête féroce. Dix hommes, disent-ils, peuvent à peine se rendre maîtres de ce forcené ; son regard étincelle et est farouche, ses cheveux se hérissent, ses gestes sont menaçants, il grince des dents, crache à la figure des assistants, essaye de mordre ceux qui l'approchent, imprime ses ongles partout, se déchire lui-même, gratte la terre et pousse des hurlements épouvantables ; enfin, il peut se tuer en se frappant contre les murailles ou le bois de son lit.

Maintenant, au point de vue médico-légal, les actes accomplis pendant l'ivresse, peuvent être guidés selon les intentions qui ont guidé l'individu qui les a accomplis.

S'est-il enivré accidentellement ?... ou bien s'est-il enivré dans l'intention de commettre, sous l'empire de l'ivresse, une action repréhensible, afin de profiter de l'immunité qui peut être accordée à l'état d'ivresse ?...

Voici, au sujet des faits accomplis pendant l'ivresse involontaire, une histoire assez curieuse.

Peu de temps après son second mariage, Pierre le Grand envoya à la czarine un message très-pressé. Un français, du nom de Villebois, avait été chargé de remettre la dépêche en mains propres. Le froid était très-vif ; Villebois aimait à boire, et lorsqu'il arriva à destination, il était ivre et violemment agité. La czarine était au lit, et ses femmes se retirèrent au moment où l'on introduisit le messager. A la vue d'une femme jeune et belle, il se précipite avec une indicible brutalité sur elle. L'honneur de l'époux absent ne put être sauvé, malgré les prompts secours qui survinrent. Enfermé dans un cachot, Villebois s'y endormit, et lorsque Pierre le Grand, mandé en hâte, voulut l'interroger, il dormait encore, il ne se souvint même de rien au réveil. Le czar, qui avait de bonnes raisons pour excuser l'ivresse, se contenta d'envoyer le coupable aux galères de l'État. Six mois après il lui fit grâce et le réintégra dans ses premières fonctions.

Il reste à envisager l'ivresse sous un autre point de vue bien autrement grave encore.

L'ivrogne, a dit Amyot, n'engendre rien qui vaille : déjà Ruër avait observé que les enfants nés d'ouvriers adonnés à l'ivrognerie étaient presque tous frappés d'idiotisme.

Franck avait signalé l'épilepsie des enfants comme une conséquence du coït fécondant dans l'état d'ivresse.

Dumesnil, en Amérique, a constaté que les enfants nés d'ivrognes sont dix fois plus que d'autres exposés aux crimes à l'emprisonnement et à l'échafaud.

M. le Dr Démeaux, en France, a signalé l'influence délétère de l'ivresse sur la génération.

Sur dix enfants nés après une copulation effectuée pendant l'ivresse : cinq étaient épileptiques, deux paraplégiques de naissance, un aliéné et un idiot.

Nous-mêmes nous pouvons constater sous nos yeux toute une nombreuse famille issue d'un ivrogne, laquelle est presque en totalité composée d'idiots ou d'impotents. L'ivrognerie et même l'ivresse portent donc leur funeste influence, non-seulement sur l'ivrogne lui-même, mais encore sur la malheureuse génération à laquelle il donne naissance. C'est un fait aujourd'hui acquis à la science et qui ne peut plus être contesté. Cette malheureuse passion doit donc être classée au nombre des fléaux de la société.

Est-il besoin de rapporter ici tous les désordres causés par l'usage des spiritueux en vogue, et surtout de l'absinthe.

J'ai entendu répéter à un chirurgien digne de foi, qu'en Algérie l'absinthe faisait plus de victimes que n'en ont jamais fait les balles des Arabes.

Mais un des désordres les plus graves que peut occasionner l'ivrognerie sur l'économie, c'est le diabète, maladie affreuse presque toujours mortelle et qui ne permet plus à l'ivrogne de songer à se débarrasser de ses crapuleuses habitudes, la soif étant devenue insatiable, et la malheureuse victime de pareils désordres se portant à toutes les ruses pour satisfaire sa soif inextinguible. Mais si la quantité des liquides ingurgités est hors de toute proportion, quelquefois 30 à 40 livres, la sécrétion urinaire ne l'est pas moins. Dodonœus l'a vue s'élever à 40 livres. Jarrold de 50 à 70 livres. Fonséca l'a vue s'élever à 200 livres par vingt-quatre heures. On comprend qu'avec de pareils désordres, l'épuisement et la mort ne se font pas attendre.

XVI

INFLUENCE DES DIFFORMITÉS NATIVES SUR LA RAISON.

L'influence des difformités sur le moral n'est pas absolue, mais elle est néanmoins assez fréquente pour avoir été remarquée et devenir l'objet d'une étude sérieuse. Elle provient de deux causes.

La première cause peut provenir de l'affaiblissement constitutionnel de l'être difforme.

La seconde cause prend sa source dans le caractère même de l'individu affecté.

L'influence des difformités sur le moral donne lieu à une passion réfléchie, qui quoique n'impliquant pas une lésion encéphalique préalable, n'en laisse pas moins entrevoir assez souvent une modification dans le cerveau. Cette modification peut être regardée comme constamment morbide lorsqu'elle résulte d'une lésion de la colonne vertébrale. Après cela, il faut tenir compte de l'habitude d'une impression pénible qui excite chez l'individu affecté les sentiments instinctifs de la conservation et qui le porte à se tenir sans cesse en garde contre les sarcasmes et les mauvais traitements.

L'homme, pour arriver à un but déterminé, est d'autant moins porté au moyens détournés, qu'il a plus de confiance dans sa force physique : or, l'homme infirme, manquant de confiance dans ses propres forces, peut être naturellement porté à la dissimulation, à la finesse, et à toutes les ressources de la ruse. Heureux lorsque pour satisfaire ses petites passions, il n'est pas poussé à franchir les bornes sacrées de l'honneur.

La faiblesse de l'homme infirme, l'obligeant sans cesse à la soumission au plus fort, peut l'entraîner promptement vers la jalousie et la haine contre tout ce qui lui est supérieur. Il n'est pas jusqu'à la honte de son infirmité qui ne puisse être pour lui une cause d'excitation à l'envie.

Il faudrait donc que l'homme infirme fût véritablement doué d'une force morale supérieure pour résister à toutes les petites passions qui, chez lui, peuvent être continuellement dans une excitation forcée.

Or, cette supériorité morale est malheureusement en opposition presque constante avec la faiblesse organique. Il s'ensuit que l'influence des difformités natives peut s'exercer d'une manière fatale sur le moral.

L'homme affecté d'infirmités natives se croit assez souvent un objet de moquerie et de dérision pour tous : de là peut naître pour lui l'habitude d'employer contre tous les armes qu'il croit n'avoir été destinées que contre lui. Dans ce cas malheureux la médisance devient son arme habituelle, il lui semble trouver dans ce vice une compensation à son malheur, la médisance dans sa bouche se traduit par des bons mots qu'il se plaît à redire, et comme ces bons mots prêtent à rire aux auditeurs, l'homme infirme, assez malheureux pour tomber dans un tel abaissement moral, finit par avoir la sotte vanité d'aspirer à la réputation d'homme d'esprit, alors qu'en réalité il n'a droit qu'à celle d'un impudent et d'un méchant.

L'homme infirme ne pouvant assez souvent, en raison de son tempérament débile, se livrer à des études sérieuses, est nécessairement classé parmi les médiocrités; or, ces hommes ne sont d'ordinaire ni sages, ni méchants à demi, ils sont tout l'un ou tout l'autre.

La méfiance est inhérente à la faiblesse de l'homme infirme, qui croit difficilement à la supériorité et à la réalité des qualités d'autrui. Cette méfiance peut découler instinctivement du caractère timide; mais elle vient souvent aussi de la misanthropie et de la perversité; car, chez l'homme affecté d'infirmités natives et assez malheureux pour être tombé dans la misanthropie, un faux jugement ne permet ni expérience, ni réflexion saine; il se méfie des hommes qu'il juge à son point de vue, et les craint.

Devenu alors petit d'esprit, s'il est ignorant, présomptueux, comme cela arrive trop souvent, l'homme affecté d'infirmités natives est d'ordinaire opiniâtre. Mais l'homme opiniâtre ne veut croire que ce qu'il conçoit, et il ne conçoit souvent que fort peu de choses.

Mais, presque tous les opiniâtres sont ignorants, ils ne démordent jamais de leurs sentiments, parce que, leur esprit étant infirme comme leur corps, ils ne voient rien de mieux pensé que ce qu'ils pensent. Aussi, rien n'est insupportable aux gens d'esprit comme un homme de cette trempe qui discute avec eux. Cet esprit borné croit toujours qu'il y va de son honneur de soutenir une fausse opinion, et il aime mieux perdre l'amitié des gens honnêtes que de démordre de son sentiment.

L'égoïsme est le complément des vices nés de l'influence des infirmités natives sur le moral.

Exclusivement occupé de ses propres besoins, l'égoïste considère avec la plus profonde indifférence tout ce qui ne rentre pas dans le cercle borné de ses affections. L'égoïsme dégénère bientôt en misanthropie, en avarice. Sans affection pour ses semblables, lorsqu'il ne les hait pas, l'égoïste, en retour, ne reçoit d'eux que froideur, indifférence, éloignement.

La thérapeutique morale, propre à combattre cette fâcheuse influence, ne peut guère être mise en pratique que dans les premières années de la vie. Ainsi, exercer l'âme aux nobles élans d'une véritable philanthropie, distraire l'esprit chagrin de l'enfant infirme, l'entourer d'égards, de soins affectueux, qui lui fassent perdre toute idée de moquerie; éviter toute occasion de mortification, d'allusion à son malheur, développer dans son esprit le germe d'une piété sincère. Telles sont, selon nous, les armes les plus puissantes à opposer à une pareille influence.

XVII

INFLUENCE DU MARIAGE SUR LA GÉNÉRATION, SUR LA FAMILLE ET SUR LA RAISON.

Sans recourir aux sentiments de saint Cyrille (lettre à Nestorius), de saint Maxime (homélie 1re sur l'épilepsie), et de saint Augustin, sur le mariage, nous pouvons regarder cette institution comme une institution divine ; car, du moment où nous admettons que l'homme est né pour vivre en société, nous devons regarder comme sacré, et émanant de Dieu même, les lois qui doivent servir de base à la société. Or, la première, la base fondamentale de toute société, est le mariage, qui est la plus simple de toutes les sociétés.

Partout où il se trouve une place où deux personnes peuvent vivre commodément, il se fait un mariage, dit Montesquieu.

Dieu même a établi dans le mariage des conditions tellement absolues, que leur transgression apporte d'elle-même sa peine.

Suivant l'institution du mariage, l'homme ne doit avoir qu'une femme. Lamech fut le premier qui prit plusieurs femmes. Cette contravention à la loi du mariage déplut tellement à Dieu, dit l'Écriture sainte, qu'il prononça contre Lamech une peine plus sévère que celle qu'il avait prononcée contre l'homicide.

Pourquoi donc la loi divine se montre-t-elle si sévère contre la polygamie?...

C'est que la polygamie est ennemie de toute société et contraire à l'institution même du mariage, qui veut que l'homme et la femme soient unis par un lien indissoluble et qu'ils ne fassent qu'une même chair.

La polygamie implique nécessairement l'esclavage de la femme; or, toute société civilisée ne peut admettre une telle condition pour la femme. Si, au contraire, on considère son rang dans notre société, sa part d'héritage, on comprendra qu'elle y existe à l'état d'égalité parfaite avec l'homme. Dans tous les états civilisés où la femme participe au partage des biens patrimoniaux, il eût été impossible de permettre la polygamie, sans apporter la perturbation la plus profonde dans la répartition uniforme de ces biens, qu'un habile spéculateur aurait pu accaparer par des mariages successifs.

Libre d'elle-même et de sa volonté, la femme, en s'unissant à l'homme de son choix, à qui elle a su inspirer un amour sérieux, peut-elle admettre l'extinction de cet amour?..... non, puisque de part et d'autre, le choix a été fait avec connaissance de cause. Le législateur n'a donc pu prévoir un mécompte là où il y a eu liberté pleine et entière. Partout où la femme jouira de ses droits à l'héritage patrimonial, elle devra jouir également de ses prérogatives comme mère, et de sa dignité comme chef de la famille. Or, toute rivalité est attentatoire à cette dignité qui ne peut admettre aucun partage dans le cœur de celui à qui elle-même a donné une préférence qu'elle était libre de refuser.

Dieu, en donnant à l'homme la faculté de procréer des enfants, lui a imposé des devoirs sacrés qui ne peuvent s'accorder en aucune façon avec la polygamie.

En effet, l'amour qui, dans le principe, avait uni l'homme et la femme, s'éternise en se reportant sur les enfants qui sont nés de leur union, et forme entre eux un lien moral qui devient indissoluble; d'ailleurs, le bien-être des enfants ne peut être parfait qu'à la condition expresse d'une coopération réciproque entre le père et la mère. En est-il ainsi en Orient, par exemple, où il n'existe aucun vestige d'état civil, et où le fils ne porte pas même le nom de son père?.....

La polygamie, considérée au point de vue de la multiplicité de l'espèce, ne pourrait pas même atteindre son but, car il faudrait qu'elle fût restreinte dans des bornes qu'il serait impossible d'imposer à la surexcitation instinctive qui est inhérente à cet état social : surexcitation qui, après avoir amené la licence, fait tomber dans la satiété qui traîne à sa suite tous les vices honteux d'un libertinage effrené.

L'homme est-il un être doué de raison, ou obéit-il seulement à l'instinct?..... Si l'homme est un être raisonnable, il est fait pour vivre à l'état social, et obéir par conséquent à toutes les exigences de la société. Or, nous l'avons dit, la polygamie est l'ennemie jurée de toute civilisation. Bien plus, à l'état sauvage, et privée de tout frein, elle est un obstacle incontestable à la reproduction de l'espèce; soit que les deux sexes soient abâtardis par l'excès de jouissances trop précoces, soit que ces jouissances soient poussées jusqu'à la satiété.

Le mariage, avons nous dit, est la plus sainte des institutions divines, toute transgression apportée aux lois qui la régissent est punie sur la génération même qui devra naître de cette union. Ainsi, lorsque l'Écriture sainte parle de la punition infligée à Lamech, n'est-il point ici question des résultats qui naissent des abus des jouissances vénériennes?..... En effet, l'homme une fois infecté de la syphilis, peut alors qu'il se croit lui-même guéri, transmettre le germe hideux de cette maladie à la première et même à la seconde génération.

Tel individu, en apparence d'une santé parfaite, transmet, comme premier cadeau de son union, le germe hideux qu'il porte dans son sang, non-seulement à son innocente compagne, mais encore au fruit qu'elle porte dans son sein, et s'il n'est pas tué par ce venin impur avant d'avoir vu le jour, il en portera à jamais les stigmates indélébiles.

Du reste, il est prouvé que huit grossesses sur dix, contractées dans de pareilles conditions, sont suivies d'un avortement qui se manifeste ordinairement du cinquième au septième mois.

J'ai dit, dans un chapitre précédent, ce que l'homme qui respecte assez peu sa compagne pour s'en approcher dans un moment d'ivresse peut léguer à sa génération.

L'idiotie, l'épilepsie, ont été, en pareil cas, observées en Amérique par le docteur Dumesnil, en France par le docteur Demeaux, ce qui avait déjà été signalé par Amyot, Ruer et Franck.

Les lois qui régissent la sainteté du mariage sont basées sur les règles de la plus saine physiologie. Tous les travaux modernes s'appliquent à faire ressortir cette vérité.

Théodose prohiba les mariages entre cousins germains, lesquels avaient été permis à Rome avant lui.

A Athènes, les mariages entre frère et sœur étaient même permis, ils étaient prohibés à Rome ; les mariages entre oncle et nièce y étaient même défendus; car c'est contre l'usage que l'empereur Claude épousa sa nièce. Et assurément, ces prohibitions ne furent point établies sans que les lois hygiéniques ne l'eussent prescrit, par suite d'observations préalables.

Ainsi, anciennement, comme aujourd'hui, la religion et l'État s'opposaient aux mariages consanguins. Veut-on savoir maintenant, d'après la statistique, le résultat de ces mariages que Dieu même semble avoir frappés d'interdit?.....

D'après M. Dumesnil, dans le Massachusset, 17 familles unies dans des conditions de consanguinité réprouvées par nos lois civiles et religieuses ont donné naissance à 95 enfants.

Sur ce nombre: 44 sont idiots;
14 scrofuleux;
37 seulement sont dans des conditions ordinaires.

Dans un mémoire lu à l'Académie des sciences par M. le docteur Boudin, il est établi qu'en France les mariages consanguins représentent deux pour cent des mariages en général, et que les sourds et muets issus de ces mariages consanguins, sont à l'ensemble des sourds et muets de naissance :

A Lyon,	de	25	pour cent.
A Paris,	—	28	—
A Bordeaux,	—	30	—

Ainsi, il se trouve établi que les mariages consanguins favorisent la surdi-mutité, aussi bien qu'ils favorisent l'idiotisme et tous les genres d'infirmités.

Une autre note de M. Brochard, de Nogent-le-Rotrou, établit, que, dans une maison de sourds et muets dont il est le médecin, sur 55 enfants sourds et muets, quinze sont nés de cousins germains ; un est né de cousins issus de germains.

Une famille de la Ferté-Bernard, composée de huit enfants issus d'un mariage entre cousins germains, compte quatre enfants sourds-muets, les naissances ont alterné de manière à donner un enfant sain et un sourd-muet.

Deux mariages contractés entre oncles et nièces m'ont offert, sur quatre enfants, un albinos, un sourd muet, un épileptique et un idiot.

La puissance du mari sur sa femme est la plus ancienne de toutes ; car elle a dû précéder la puissance paternelle, celle des maîtres sur leurs valets, et celle des princes sur leurs sujets. Aussi semble-t-il que la femme capable de se soustraire à cette loi fondamentale de toute société doive trouver en elle-même son propre châtiment; car les femmes homaces, les viragos seules, peuvent être tentées d'imposer leur caprice à la place du respect qu'elles doivent à l'homme à qui elles ont juré obéissance, or qui ne sait que ces sortes de femmes sont pour la plupart frappées de stérilité.

Le principal objet du mariage n'est pas seulement de créer des enfants, le mariage a encore pour but de resserrer les liens sociaux en s'opposant au dérèglement des mœurs.

En effet l'homme contracte dans les devoirs du mariage une habitude de continence qu'il ne trouve point dans le célibat; car sans admettre que la passion soit le tombeau de l'amour, on peut dire que le respect que se doivent mutuellement l'homme et la femme, fait changer l'amour qui a présidé à leur union en un sentiment de tendresse et d'attachement qui sont garants de l'indissolubilité des liens contractés.

L'homme et la femme unis par le mariage ne pourraient impunément s'écarter des lois qui doivent diriger les plaisirs innocents d'une union honnête et pure; la stérilité en serait la punition inévitable.

En effet si le rôle de la femme dans les plaisirs de l'amour est un rôle le plus souvent passif, l'état d'érétisme nerveux qui résulte pour elle de l'orgasme vénérien non satisfait, ou au contraire poussé jusqu'à la satiété, peut faire naître quelque affection organique qui engendre la stérilité.

Le mariage est donc une institution dont l'accomplissement des devoirs sacrés imprime aux conjoints cette gravité douce et pure qui explique le respect qu'imposent d'ordinaire les familles chastes et honnêtes.

Les familles commencent donc par le mariage auquel la nature elle-même invite les hommes; de là naissent les enfants qui en perpétuant la famille entretiennent la société humaine et réparent les pertes que la mort y cause chaque jour.

XVIII

INFLUENCE DES USAGES SOCIAUX SUR LA RAISON ET LA MORALE

Les révolutions sociales, en exagérant l'égalité et la fraternité en dehors de tout frein et de tout règlement moral, ont détruit toutes ces traditions de la bonne société qui ne vivent plus parmi nous qu'à l'état de souvenir.

Le jeune homme blasé ou affectant de l'être, pour obéir au bon ton, ne recherche plus que les conquêtes faciles, à qui il puisse imprimer ses vices et faire partager ses goûts dépravés.

Aussi, malheur à la femme qui succomberait aux séductions dont elle pourrait être entourée; au lieu d'égards et de respect, la honte et les sarcasmes seraient bientôt son partage.

Autrefois elle eût été une idole entourée de fleurs et de parfums, aujourd'hui il lui faudrait vivre au milieu de l'atmosphère des tabagies où ont puisé leurs habitudes dégoutantes ceux dont elle recevrait les hommages.

L'usage du tabac, en laissant de côté ce qu'il a de dégoûtant, tout en agissant plus lentement sur l'économie, n'amène pas moins à la longue le même résultat que l'usage de l'opium. Nous avons donc la perspective de voir notre jeunesse transformée comme celle d'Orient en autant d'êtres étiolés et abâtardis.

La plupart des jeunes gens, dit M. Legrand-du-Saule, passent plusieurs heures de la journée et surtout de la soirée dans des lieux où les lois de l'hygiène n'ont jamais existé. Après avoir eu toute la journée la bouche imprégnée d'une salive narcotisée par le tabac, ils prennent un repas que leur estomac empoisonné a bien de la peine à supporter, pour se rendre ensuite dans un estaminet où le café, les liqueurs plus ou moins enivrantes et le tabac viennent encore fatiguer leur organisation débilitée.

Ce tableau est assurément loin de nous représenter le type de la bonne société ; cependant c'est le tableau trop fidèle de la plus grande masse de nos jeunes gens.

Aussi, dans un grand nombre de cas, les individus chez lesquels la fréquentation des cafés est dégénérée en habitude invétérée finissent-ils par éprouver à un degré plus ou moins sensible un afflux sanguin vers le cerveau. D'abord l'économie tout entière est affectée, la physionomie pâlit, les digestions deviennent difficiles et donnent lieu à une dyspepsie habituelle, le sommeil est lourd, le caractère devient impatient.

Bientôt tous ces symptômes augmentent, il s'établit de la constipation. La vue, l'odorat, le sens génital, tout s'affaiblit, le caractère est inquiet et grondeur, la mémoire fait défaut, le travail est difficile, les facultés affectives deviennent obtuses, le pouls devient intermittent, la respiration, les digestions sont difficiles, le sommeil agité, les yeux sont brillants et la vue est trompeuse, l'ouïe dure, l'appétit génésique nul. Alors commence la série des aberrations, bientôt arrivera la congestion cérébrale et avec elle la paralysie générale.

Mais disons-le avec effroi, au lieu de congestions cérébrales, c'est le plus ordinairement l'épilepsie qui se manifeste et qui, pendant si longtemps, a été confondue avec les congestions cérébrales dites apoplectiformes.

Ce tableau, peint par M. Legrand-du-Saule, n'est hélas que trop fidèle. L'usage du tabac est pour la génération actuelle ce qu'est l'opium pour le chinois; seulement chez nous, le tabac remplacera bientôt le sein maternel, tandis que dans l'extrême Orient l'opium est loin d'être d'un usage général. Bientôt il faudra renoncer au recrutement militaire dans les grandes villes où l'usage du tabac vient en aide à toutes les misères, et à tous les excès d'une précocité, hélas, de plus en plus effrayante, pour abâtardir la génération dès le berceau.

Le tabac, devenu aujourd'hui d'un usage aussi général que s'il était une substance indispensable à la nutrition, est doué d'une action anesthésique qui se porte sur l'organisme tout entier, mais surtout sur la moelle épinière; c'est peut-être à son usage que l'on doit la plus grande fréquence des paralysies générales, se manifestant tout d'abord par une faiblesse des membres inférieurs qui ne tarde pas à s'étendre à tout le système locomotif; des expériences concluantes ont été faites à ce sujet par Magendie.

« Je ne comprends pas, disait Dupuytren a propos de l'usage du tabac observé par lui chez un certain personnage que nous avons tous connu, le progrès de cette sale habitude ; il n'est vraiment pas croyable qu'un homme d'éducation libérale consente de propos délibéré à abaisser ainsi le niveau de son intelligence ; qu'un homme qui a goûté l'orgueil de la création littéraire et scientifique, préfère aux sublimes jouissances de l'esprit, l'ignoble plaisir de s'empester et d'empester les autres. »

Maintenant, si nous nous transportons au sein des campagnes, déjà depuis longtemps nous n'y voyons plus ces mœurs patriarcales qui en faisaient le bonheur et la tranquillité ; nous ne voyons plus les chefs vénérés des familles présider aux jeux tranquilles et chastes de la jeunesse.

L'adolescent à peine sorti de l'enfance devient un fanfaron du vice; on pourrait dire que le lait maternel est remplacé dans sa bouche par la fumée empoisonnée du tabac qui doit l'étioler et l'abâtardir;

mais la pipe donne un maintien et fait paraître un homme d'importance.

Pourquoi naître ainsi dans l'aveuglement qui cache tout ce qu'il y a d'ignoble dans cet usage dont nous devrions rougir en raison seulement de son origine, puisqu'il est vrai qu'il nous vient des sauvages, car personne ne faisait usage du tabac avant la découverte du nouveau monde, qui nous a légué bien d'autres misères plus funestes encore.

La jeunesse, désormais sans respect pour ses parents, dépense au cabaret l'argent prélevé sur les sueurs de son père. Son cœur, abruti par des goûts d'une précocité crapuleuse, ne s'ouvrira point aux douces émotions et aux tendres impressions de l'amour qui font le bonheur de l'adolescence chaste et innocente. Sa bouche empestée de vin et de tabac ne s'ouvre que pour les propos grossiers et obscènes. Ses goûts sont ceux de la brute dont elle a pris les manières à la place de la grâce modeste et si naturelle de la jeunesse et qui offre tant de charmes.

Livré aux plaisirs secrets, il deviendra bientôt sodomite et ivrogne; aussi nulle part vous ne voyez relativement autant de célibataires que dans les campagnes, où les mariages n'ont le plus souvent pour base que l'intérêt.

La fréquentation ostensible des jeunes gens des deux sexes, condamnée par le clergé, serait-elle un abus ou un bienfait ?... C'est assurément une question bien délicate à résoudre; mais il est certain que dans les contrées où les deux sexes se fréquentent ouvertement et sous les yeux des parents, et même dans les danses publiques, s'il est vrai qu'il y ait moins de signes extérieurs de religion, il faut reconnaître aussi qu'il y a moins d'hypocrisie, moins d'abrutissement et moins d'abus.

En effet, vaut-il mieux que le jeune homme fréquente les cabarets, où il devient de bonne heure ivrogne et crapuleux, que de fréquenter la société des jeunes filles où il rencontrera un attachement durable?... Dans toute condition, la société des femmes n'est-elle pas le moyen de policer les jeunes gens?... et ne vaut-il pas mieux que les jeunes gens des deux sexes se fréquentent sous les yeux du public et de leurs parents, que de se rencontrer furtivement dans des lieux où tous leurs devoirs sont méconnus?...

Ce que je dis pour les jeunes gens, je puis le répéter pour les jeunes filles, car nulle part elles ne sont plus adonnées aux plaisirs secrets que là où elles semblent vivre dans la plus grande réserve. Les affections nerveuses de toutes sortes, si fréquentes parmi les jeunes filles de la campagne, n'ont souvent d'autre cause que la masturbation. En serait-il ainsi si la fréquentation publique des deux sexes facilitait des mariages plus précoces ?... N'oublions pas, du reste, que dans l'un et l'autre sexe les plaisirs solitaires finissent par amener l'aversion pour le mariage.

Aussi, à la place des vrais sentiments de moralité qui distinguaient autrefois les campagnes si tranquilles, vous ne trouvez qu'hypocrisie, débauche et habitudes crapuleuses.

Le manque de surveillance de la part des parents envers leurs enfants, et des maîtres envers leurs domestiques est, dans les campagnes, la cause principale de tous les abus qui s'y commettent. Si la mère de famille, en allant aux offices, se faisait accompagner de ses filles, elle ne les laisserait point exposées aux séductions des jeunes gens, avec qui, ayant déjà des habitudes de familiarité nées au sein de la famille, elles se trouvent abandonnées sans défense.

Ne cherchez donc plus à effrayer cette jeunesse vicieuse par le tableau des peines d'une autre vie; elle n'y croit plus, et c'est une vérité que les ecclésiastiques ne connaissent pas assez. Commencez, au contraire, son éducation religieuse par lui faire comprendre les grandes vérités qu'elle ignore, et tout d'abord appliquez-vous à lui prouver d'une manière incontestable l'existence de Dieu, non comme un être vindicatif, mais comme un père miséricordieux et bon. Inculquez-lui les idées de l'infini, de l'immensité qui lui feront mieux entrevoir aussi la puissance infinie du Créateur de toute chose, et son jeune front s'humiliera devant tant de merveilles; expliquez-lui les phénomènes qui s'accomplissent journellement sous ses yeux, et lorsqu'elle comprendra Dieu, elle croira alors à toutes vérités que vous lui enseignerez. C'est alors, seulement alors qu'elle comprendra les récompenses et les peines d'une autre vie, et que son esprit, plus développé et plus instruit, sera plus imbu des sentiments de dignité et de pudeur, qui sont la vraie sauvegarde contre les attaques du vice.

Bien loin de condamner la fréquentation des deux sexes, vous pourrez la favoriser sans crainte, car vous aurez gravé au fond du cœur de la jeunesse les vraies principes de morale et de dignité qui peuvent la contenir dans les bornes sacrées du devoir et du respect.

En un mot, n'imposez point les croyances, persuadez-les par une bonne éducation religieuse et de solides raisonnements.

XIX

INFLUENCE DE L'ÉDUCATION SUR LE MORAL.

La politique de nos anciens rois, en concentrant autour du trône une cour nombreuse de seigneurs, devenus esclaves du prince, et en imprimant à la noblesse, dans le but de la dominer, le goût d'un luxe exagéré, a détruit les bases de toute stabilité sociale en détruisant les mœurs, et en substituant à la morale et à la pudeur, la coquetterie, l'ambition et tous les vices qui en découlent.

Si au milieu de cette décomposition sociale le clergé avait pu garder, comme aujourd'hui, son austérité primitive au lieu de se rallier aux usages d'un temps dont il devait se maintenir le censeur impitoyable; si par l'institution vicieuse de cette époque malheureuse il n'avait pas été entraîné à rechercher la puissance temporelle, où il n'aurait dû voir que la sauvegarde de sa dignité, tandis qu'il y recherchait toutes les jouissances du luxe et de la mollesse, il eût assurément conservé sur les peuples toute son autorité spirituelle, et fût resté maître de l'éducation de la jeunesse; il lui eût été alors facile de réprimer les vices d'une société dont il avait pu, à son gré, diriger l'enfance et les premiers penchants.

N'avons-nous pas été témoins de toute la justesse de cette assertion, alors que tout un peuple en délire voulait renverser les temples et répudier la croyance de nos pères?... N'avons-nous pas vu toute une population, au sein de laquelle n'avait encore pénétré aucune corruption, sacrifier son bien, sa famille, son sang, sa vie pour sauvegarder sa religion?... Pourquoi faut-il que ces temps du vrai bonheur social s'éloignent de plus en plus pour faire place aux idées paradoxales et anti-sociales!

Le relâchement du clergé d'autrefois n'est donc pas étranger à la voie fatale dans laquelle se trouve engagée la société, et si, aujourd'hui, il n'a pas repris en tout pays son ascendant sur les populations, et s'il lui faut sauvegarder sa dignité au milieu de gens ignorants et souvent hostiles aux principes de religion, il est forcé de vivre dans une réserve que lui commande la prudence au milieu de populations que son abandon a livrées à l'irréligion, il ne le doit qu'à ses fautes passées.

Le clergé ayant abandonné ses droits sur l'éducation de la jeunesse on vit les écrits mensongers des sophistes, rebuts de la société et nés pour le malheur des peuples, s'emparer, au moyen d'un colportage qui pénétra jusqu'au fond des chaumières, de cette prérogative qui était une émanation divine, et par leurs paradoxes et leurs obscénités exciter les passions et les instincts pervers plutôt que de les réprimer.

Avec de pareils maîtres, la génération nouvelle prit une direction funeste; le dogme, si utile pour les simples habitants des champs dont il est le code social, fut foulé aux pieds; la raison humaine si fragile hélas!... lorsque surtout elle est privée d'instruction et d'expérience, fut mise à sa place, le rationalisme prévalut, toute idée fondamentale et religieuse fut anéantie, et l'on vit, chose inouie!...

toute une nation en délire proclamer l'athéisme et ériger des autels à la Raison... Déesse fantastique, enfant de leur imagination folle et stupide.

Cependant aujourd'hui, après les tourmentes inhérentes à toute révolution sociale, et que, comme fondamentale de l'État, on admet la religion catholique au premier rang, on pourrait se demander à quoi pourrait servir le sacerdoce, s'il était privé du seul privilége qui lui ait été departi par l'institution divine....

Le sacerdoce doit-il être renfermé dans les attributions du culte?... Mais à quoi pourra servir la célébration d'un culte auquel personne ne croira?... Il est donc du devoir du prêtre de se placer, par ses connaissances et son instruction, au niveau de l'enseignement dirigé par l'État, qui croit, avec juste raison, que l'éducation seule peut régénérer la société, et qui, en proclamant l'enseignement libre, a permis au clergé toute concurrence. Car si le sacerdoce est privé de la direction de la jeunesse, où cette jeunesse puisera-t-elle son instruction religieuse, seule base de toute éducation sérieuse?...

En effet, rien de sérieux peut-il germer dans un cœur qui a été privé, dès le début de la vie, des armes nécessaires au combat des passions ? Nous avons prouvé combien les passions naissantes sont funestes au développement de la raison. Aussi serait-il déplorable de voir que, par suite d'une éducation trop superficielle, la jeunesse arrivât à l'âge des orages sans être armée pour les combattre. Deux résultats graves dériveraient d'un tel état de choses : d'abord la jeunesse, privée des secours de la religion contre la fougue des passions, s'abandonnerait à tous les débordements du vice et du libertinage, entourés d'attraits d'autant plus irrésistibles pour l'adolescent, que le mirage en est plus trompeur, aussi en deviendrait-il prématurément victime.

En second lieu, inappliquée au travail et par cela même privée plus tard d'un raisonnement solide, fruit d'une éducation sérieuse, on verrait la jeunesse libertine apporter le trouble le plus profond dans l'ordre social qu'elle voudrait à toute force soumettre aux caprices de ses vices et des rêves de son imagination délirante.

L'institution sacerdotale, telle que l'a maintenue le catholicisme, remplirait absolument le programme que pourrait exiger un état jaloux de la prospérité de son pays pour l'éducation de la jeunesse. En effet, célibataire, sans famille, entouré du respect général que le peuple est disposé à accorder à ses vertus ; salarié par le gouvernement, et par conséquent indépendant du public avec lequel il se trouve en contact, il ne peut être tenté d'obéir à aucune idée de spéculation. Profondément imbu de ses devoirs, la tâche qui lui serait imposée ne pourrait être un fardeau, puisqu'il s'en ferait une obligation rigoureuse.

Si vous priviez l'enfant de l'enseignement journalier du prêtre, à quel moment recevrait-il cet enseignement moral qui devrait lui apprendre à vaincre ses penchants?... Attendriez-vous que le vice eût déjà obscurci sa raison pour soumettre à son instinct, devenu dominateur absolu, les dogmes d'une morale qui devait le terrasser dès sa naissance ?...

Ces raisonnements doivent être l'objet constant des soins et des réflexions de la génération actuelle. Toutefois, restons persuadés que l'abus prématuré des plaisirs secrets auxquels serait adonnée la jeunesse privée de toute instruction religieuse imprimerait une influence fatale à la raison humaine et aux générations à venir, qui marcheraient inévitablement avec rapidité vers la décrépitude et la dégradation physique et morale.

XX

INFLUENCE DE LA RELIGION SUR LA RAISON.

Tous les peuples religieux, sont en général, doués d'une gravité qui se manifeste dans tous les actes de la vie ordinaire. Cependant il ne faut pas se dissimuler que la religion sans éducation a une extrême tendance à tourner à l'intolérance et au fanatisme; c'est ce que tant de fois nous ont prouvé les guerres de religion.

La vraie religion, bien loin d'abrutir les sujets, comme l'ont prétendu certains sophistes, n'est pas ennemie de la science; au contraire, elle est la base de toute civilisation, et ne peut que préparer à l'étude des grandes vérités morales dont elle est le premier et principal jalon.

Dans quelle classe de la société trouve-t-on d'ordinaire ce que l'on est convenu d'appeler les esprits forts?..... Est-ce parmi les hommes véritablement instruits?..... non, assurément, c'est au contraire parmi les médiocrités; les hommes à éducation superficielle, qui, par dessus tout, sont intolérants, et sont dans leur genre, fanatiques, par suite de l'orgueil qui les porte à regarder comme hypocrites ou vicieux tous ceux qui, plus instruits qu'eux, croient à la morale que, souvent par fanfaronnade plutôt que par conviction, ils affectent de fouler aux pieds.

Cette classe de la société offre les deux extrêmes: ou bien ces sortes d'hommes affichent des croyances sans convictions personnelles; ou bien infatués de leur demi-savoir, ils nient toute croyance; dans l'un et l'autre cas, on trouve ces hommes enclins à la plus pitoyable versatilité; ce qui s'explique facilement par l'absence de principes personnels, ce qui les porte à façonner leur conduite au profit de leurs intérêts.

L'homme doué, dès l'enfance, d'une éducation morale solide, peut, à l'époque de l'effervescence des passions, alors qu'il est privé de guide, s'abandonner à de funestes débordements, mais lorsqu'arrive l'âge mûr, la raison et les principes primitivement gravés dans son cœur ne tardent pas à le ramener dans sa voie normale. Porté par son éducation à contrôler avec calme les événements ordinaires de la vie, l'expérience vient bien vite le sauvegarder contre les illusions éphémères des sens.

L'un des grands écueils que peut fournir la religion aux esprits faibles c'est le fanatisme qui n'est qu'un zèle outré, et qui prend sa source dans le défaut d'éducation; les gens à imagination forte et les mélancoliques y sont portés naturellement.

La politique ou quelque raison sociale mêlées au fanatisme religieux, ont souvent préludé aux catastrophes qui ont désolé les plus beaux empires.

Le fanatisme, de quelque genre qu'il se manifeste, est contraire à la sagesse et à l'esprit du christianisme, qui nous commande l'amour de nos semblables, tandis que, lui, n'est basé que sur l'intolérance la plus absurde, puisqu'il attaque la liberté de conscience.

L'homme dont l'esprit n'a pas été trempé dans une bonne éducation est souvent sujet à certaines terreurs dont il ne saurait se rendre raison à lui-même. Ces terreurs sont, du reste, dues presque toujours à un état morbide du cerveau. Dans cette situation, l'âme redoute une infinité de maux chimériques dont elle se croit menacée par des êtres malfaisants, se créant ainsi des fantômes imaginaires auxquels elle attribue un pouvoir et une méchanceté sans bornes.

Le fanatisme qui, par malheur, naît dans un caractère présomptueux et hardi, porte, par cela même, à des résolutions extrêmes, surtout lorsqu'il remplit la tête d'un de ces misérables qui se croient illuminés par la grâce; alors on a vu, au mépris des lois, de la raison et de la morale, surgir de ce genre de fanatisme les plus horribles attentats.

L'orgueil est un des éléments du fanatisme antireligieux, qui dès lors sacrifie tout à son intolérance. Le fanatisme religieux, au contraire, est l'effet d'une fausse conscience qui abuse des choses sacrées, et qui asservit la religion aux caprices de l'imagination, aux intérêts matériels, privés ou généraux, et au dérèglement des passions. Malheureusement, il n'est pas susceptible de remords, et met l'homme en dehors de la raison et du repentir.

La superstition est une dévotion mal entendue, et qui n'est guère que le partage des âmes faibles et peu éclairées. Le fanatisme est la superstition mise en action.

La superstition peut aller jusqu'à la manie, et est désignée alors sous le titre de manie fantastique, manie religieuse. Tantôt les malades ne cessent jour et nuit de faire des prières, de chanter des hymnes, négligeant les choses de ce monde et surtout celles nécessaires à la vie, étant du reste pleins d'humilité, et du meilleur caractère; tantôt ils se comportent au contraire, d'une manière tout à fait impie, et adorent quelques idoles; tantôt enfin, désespérant de leur salut, ils se croient damnés, ou bien encore, en rapport avec des anges, des démons, des sorciers, des spectres. Arrivés à ce point, leur imagination malade les conduit fatalement à la catalepsie et à la folie. C'est alors qu'ils croient voir des choses qui arrivent dans des pays étrangers.

Une jeune fille du peuple, dit Joseph Franck, âgée de quatorze ans, d'une constitution scrofuleuse, ayant dans le temps d'une mission, assisté fréquemment aux exercices et surtout aux prières, se mit à rester à genoux des jours entiers, à se lever la nuit pour invoquer les différents objets du culte religieux. Cependant, elle devenait triste et fuyait la société des hommes. Appelé près de cette malade elle nous présenta un corps délicat, les extrémités froides et livides, le pouls faible; à peine pûmes-nous en tirer une parole, excepté quand nous lui parlions de choses sacrées; alors son visage, de triste devenait serein. Ses yeux, d'abord languissants, devenaient pleins d'éclat et sa physionomie prenait quelque chose de céleste; mais, en outre, elle discourait sur les sujets religieux, comme si elle s'était livrée à l'étude de la théologie. Elle parlait, comme un prédicateur, sur Dieu, sur les devoirs des chrétiens, et savait résoudre avec sagacité, en montrant un visage indigné, les objections que l'on faisait pour l'éprouver; elle répondait avec humilité quand on lui faisait des caresses; en lui permettant d'aller à l'église, on en obtenait tout ce qu'on voulait.

Je pourrais rapporter cent faits analogues de malades guéris par moi au moyen des révulsifs sur le tube intestinal et des révulsifs extérieurs, ou bien encore, lorsqu'il s'agissait de personnes du sexe, soit au moyen des ferrugineux, lorsqu'elles étaient chlorotiques, soit par des moyens antiphlogistiques directs, lorsqu'il s'agissait d'affections utérines.

Gassendi rapporte qu'un espagnol croyait voir en Europe les choses qui se passaient en Afrique.

Le traitement moral de ces sortes d'affections doit être combiné avec le traitement médical. Il est donc de la plus haute importance que l'ecclésiastique chargé de ces consciences s'entende avec un médecin instruit et à la hauteur d'un rôle aussi important.

XXI

INFLUENCE DE LA POLITIQUE SUR LA RAISON.

La politique a de tout temps exercé une influence plus ou moins fatale sur l'esprit des hommes, tantôt en excitant leur ambition, tantôt en les assujettissant aux plus affreuses passions, ainsi que l'ont prouvé les Néron et tous les monstres qui ont ensanglanté les arènes et les échafauds.

L'orgueil semble être l'apanage de ceux qui s'adonnent à la politique. En effet, il n'est pas un de ces hommes qui, en désirant le renversement de l'ordre établi, n'aspire à occuper le premier rang dans le gouvernement, objet de ses rêves ambitieux.

Rien n'arrête l'ambitieux, pas même la perspective de sa propre mort, voire même celle de ses enfants.

Occidat modo imperet, disait Agrippine, en parlant du monstre qu'elle avait porté dans ses flancs exécrables, et dans le nom duquel elle désirait régner.

Les crimes les plus atroces ne coûtent rien à l'ambitieux qui veut assouvir sa passion. Aussi le voit-on sans remords signer les listes de proscription et se vautrer dans le sang de ses concitoyens.

C'est Marius, c'est Sylla, et, dans nos belles contrées, c'est Catherine de Médicis, ordonnant, combinànt, par la ruse la plus abominable, le massacre d'une partie de son peuple.

De nos jours, la politique nous a offert le triste spectacle d'hommes se disputant la prééminence dans les gouvernements parlementaires, et sans prévoyance du lendemain, laissant honteusement tomber le pouvoir qu'ils ambitionnaient dans les mains les plus indignes et les plus inhabiles.

La politique a son genre de fanatisme comme la religion. Ouvrez l'histoire ancienne : chaque page vous offrira des faits plus ou moins atroces, déguisés sous le titre pompeux de vertus civiques.

C'est Brutus, immolant ses propres fils à l'intérêt public.

C'est Manlius faisant décapiter son fils pour une simple infraction à la discipline militaire.

C'est Junius Brutus, assassinant son père adoptif, qui était arrivé au pouvoir suprême après avoir asservi sa patrie à son ambition.

L'exaltation politique se manifeste surtout dans les états naissants et au milieu des troubles qui accompagnent le renversement des empires ou les révolutions sociales.

C'est ainsi qu'on a vu des nations entières livrées à un délire furieux, où le burlesque le disputait à l'horrible.

Ainsi, si nous nous reportons à l'histoire d'Angleterre, nous verrons les fanatiques bourreaux de Charles Stuart dissertant sur les versets de la Bible ou chantant des psaumes sacrés, tout en prodiguant les outrages les plus atroces à leur courageux souverain.

Et, si nous revenons à des temps plus rapprochés et plus malheureux encore, quelles réflexions ne doivent pas nous inspirer les scènes atroces de notre Révolution, mêlées aux cérémonies impies de la déesse *Raison* et de l'être suprême ?

N'est-il pas bien clair que ce peuple français, qui porte aujourd'hui sa civilisation et ses arts par toute la terre, était alors tout entier pris d'un délire où le ridicule le disputait à tous les crimes. Triste exemple du désordre, de l'anarchie et de l'oubli de toute morale !

Est-il besoin de rappeler les atrocités des septembriseurs ?... Quel peuple souffrirait aujourd'hui des scènes aussi exécrables ?...

Qui ne frémit encore aujourd'hui au souvenir des décrets affreux du Comité de salut public ?... à la lecture des rapports sanglants des proconsuls ?...

« Pour célébrer dignement l'anniversaire de la République, écrivait le proconsul de Lyon, j'ai fait mitrailler quatre cents aristocrates !... »

Citerai-je les atrocités commises à Nantes ?... Ces mariages républicains... ces noyades, que les monstres les plus sanguinaires n'auraient seulement pas osé rêver dans les temps les plus barbares ?

Et pourtant, qu'étaient donc ces hommes ?... Quel avait été leur début dans la vie ?...

Beaucoup sortaient des cloîtres, où les avait portés leur goût plutôt que la nécessité. D'autres avaient exercé la philanthropie. Beaucoup avaient été bons pères de famille avant d'arriver aux monstruosités qui ont à jamais immortalisé leurs noms exécrables.

Lorsqu'on rapporta à la femme de l'infâme Carrier les forfaits épouvantables qui le faisaient comparaître devant le tribunal vengeur : « C'était, disait-elle, un si bon père, il aimait tant ses enfants !... »

J'ai connu et vécu dans l'intimité de Julien, de Paris, l'ancien secrétaire de Robespierre, chargé des arrestations de Carrier, à Nantes, de Tallien, à Bordeaux. Cet homme, devenu intendant militaire, et sur l'honorabilité duquel il n'y a qu'une voix, a toujours fait le panégyrique des vertus domestiques de son monstrueux et ancien patron. Tant il est vrai que l'ambition peut entraîner fatalement à tous les crimes des hommes qui, dans leur intérieur, peuvent paraître doués de quelque vertu.

Quel délire s'était donc emparé de ces misérables, pour les porter à se rouler ainsi dans le sang?...

Par quelle gradation s'étaient-ils ainsi familiarisés avec les forfaits les plus atroces?... En vain parlera-t-on de la nécessité des temps, rien ne pourra jamais justifier les actes infâmes des suppôts du Comité de salut public, où l'on vit de toutes parts la vengeance personnelle et les crimes particuliers substitués à la nécessité d'État.

Quelle nécessité d'État pouvait commander le meurtre de cette femme infortunée du plus malheureux des rois ?... Et combien d'autres innocentes victimes ?...

Ces hommes, lorsqu'ils n'étaient pas de grands criminels, étaient assurément des fous furieux, et souvent les deux à la fois. Aussi devaient-ils disparaître de la société qu'ils avaient ensanglantée et qu'ils auraient voulu anéantir, après être parvenus au dernier paroxysme du délire.

Leur lâcheté, qui leur faisait redouter jusqu'à leur ombre, est la preuve la plus manifeste de leur folie criminelle et de l'absence, chez ces êtres féroces, de toute conviction politique. Car l'homme convaincu de la nécessité de ses actes se croit toujours irresponsable et n'en redoute aucune conséquence ;

tandis qu'il est avéré que ces monstres ne dormaient qu'entourés d'armes et de satellites : et encore, pouvaient-ils dormir ?... car leur conscience leur accordait bien peu de sommeil.

Le lâche ne se croit en sûreté que lorsqu'il a exterminé tous ceux qu'il redoute. Il est poussé à la cruauté par l'instinct de sa propre conservation, et devient pire que les bêtes sauvages les plus dangereuses, puisqu'il n'emploie son intelligence qu'au développement de ses projets sanguinaires.

En général, l'autorité dans les mains d'hommes sans instruction et sans jugement devient dangereuse contre les bons citoyens. De même aussi, les armes sont des instruments homicides entre les mains des lâches.

En effet, l'homme illettré, revêtu de l'autorité, comme le lâche muni d'armes meurtrières, est sans cesse en alarmes contre ceux dont il redoute la supériorité, comme si cette supériorité était attentatoire à sa dignité.

Incapable de faire servir au bien le pouvoir dont il est revêtu, il ne songe qu'à en faire peser le poids sur ceux qui lui portent ombrage : et malheureusement, tout ne tarde pas à lui paraître hostile, tant une position fausse est prompte à éveiller les susceptibilités.

D'homme paisible et bon, le citoyen revêtu d'une autorité incompatible avec sa position sociale ou son éducation deviendra donc bien vite méchant, haineux, et ennemi de tout ce qui lui est supérieur; tant il est vrai que ce n'est pas l'autorité qui rend un homme digne de respect, mais qu'au contraire, l'autorité est d'autant plus respectée que l'homme qui l'exerce est plus respectable.

Combien donc sont nécessaires à la jeunesse les principes d'une bonne éducation politique et morale! On ne saurait trop pénétrer son esprit de cette vérité : qu'il n'est point de réunion sociale possible sans les bases solides de la morale religieuse, établie, non sur le fanatisme, mais sur une bonne éducation philosophique.

De cette manière, la jeunesse ne rejettera plus un dogme, que sa raison, son éducation et son bon sens regarderont comme indispensable à la tranquillité de la société et de l'État.

L'éducation est la sauvegarde la plus sûre contre le fanatisme, et encore mieux contre l'athéisme méprisable et l'irréligion. En effet, le christianisme n'est-il pas encore, comme toujours, le propagateur de la civilisation?... N'est-ce pas lui qui va encore, comme autrefois, enseigner aux peuples lointains et sous le joug abrutissant de l'esclavage, la véritable égalité et la fraternité la plus sincère, celle reposant sur les principes du Christ. Admirons donc les principes du christianisme, et soutenons-les comme seule base de tout ordre social.

TABLE

Tours, imprimerie Ladevèze, rue Royale, 39.

www.ingramcontent.com/pod-product-compliance
Ingram Content Group UK Ltd.
Pitfield, Milton Keynes, MK11 3LW, UK
UKHW020115200726
13856UKWH00002B/567